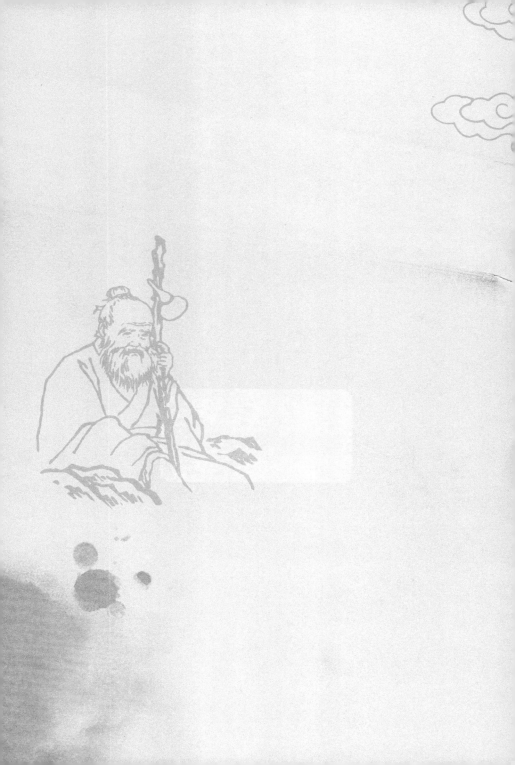

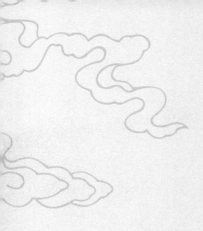

张干庭骨伤科临证经验

张干庭　著

张凯

南东求　审订

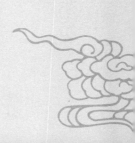

图书在版编目（CIP）数据

张干庭骨伤科临证经验/张干庭，张凯著. —北京：学苑出版社，2020.11

ISBN 978-7-5077-6078-1

Ⅰ.①张… Ⅱ.①张…②张… Ⅲ.①中医伤科学-中医临床-经验-中国-现代 Ⅳ.①R274

中国版本图书馆 CIP 数据核字（2020）第 229043 号

责任编辑：付国英

出版发行：学苑出版社

社　　　址：北京市丰台区南方庄 2 号院 1 号楼

邮政编码：100079

网　　　址：www. book001. com

电子信箱：xueyuanpress@ 163. com

电　　　话：010-67603091（总编室）、010-67601101（销售部）

印　刷　厂：北京市京宇印刷厂

开本尺寸：890×1240　1/32

印　　　张：5. 875

字　　　数：210 千字

版　　　次：2021 年 1 月第 1 版

印　　　次：2021 年 1 月第 1 次印刷

定　　　价：38. 00 元

# 丛书总序

中医药作为国粹，已成为最具代表性的中国元素。它在造福人类的同时，逐渐被世界所认同。习近平主席曾指出："中医药是中国古代科学的瑰宝，也是打开中华文明宝库的钥匙。"他还特别强调："充分发挥中医药独特优势，推进中医药现代化，推动中医药走向世界，切实把中医药这一祖先留给我们的宝贵财富继承好、发展好、利用好，在建设健康中国，实现中国梦的伟大征程中谱写新的篇章。"

的确，中医药文化源远流长，积淀深厚，犹如一座丰富的宝藏。但是，中医药文化，有它独特的存在方式，除了业已传世的一些中医药典籍和文献外，还有大量的中医药文化资源散布在民间，有的以家学传承的方式传承。毫不讳言，如不引起重视，这些宝贵的中医药文化资源，就可能会随着时间的流逝而消失。因此，抢救、挖掘和整理这些祖宗留给我们的宝贵中医药文化资源时不我待，更是我辈义不容辞的责任。这是一项服务当代、造福后世的大事、好事。在倡导健康中国的今天，中医药的特色优势日渐凸显。做好这项工作，也恰逢其时。

为此，我们尝试着组织一批专家、学者，编写了《鄂东中医药文化系列丛书》，为传承中医药文化尽一份力。我们深知，编写这部丛书，不是一件容易的事情。到底如何做？经过慎重考虑，我们认为还是从基础工作做起，以局部为突破口，再逐步展开。丛书的内容设置，分历代名医、中医中药、医案医话、单方验方、医德医风、医家典故等等。而这部丛书，作为黄冈市中医医院中医药文化研究项目、黄冈市中医药学会研究课题，即是其研究成果之一。希望通过我们的努力，能起到抛砖引玉的作用，唤起更多的人关注中医药文化，从而参与到中医药文化的抢救、挖掘、整理的工作中来，不断地丰富和拓展丛书的内容，从而实现传承中医药文化的愿望。我们在努力，我们也在期待。

夏春明[*]

2019 年 11 月

---

[*] 作者系湖北省黄冈市卫生局原党组书记，现任黄冈市中医药学会会长、《本草》杂志主编。

# 南　序

伤科一门，自古有载，其史悠久。《周礼·天官》载：“疡医，下士八人，掌肿疡、溃疡、金疡、折疡之祝药劀杀之齐（剂）。”其“疡医”，汉经学家郑玄注：“身伤曰疡”，“金疡者，刀创也”，“折疡者，踠跌”。其“踠跌”，清经学家孙诒让注：“谓手足宛屈及蹷仆，因而折损肢体，故谓之折疡。”（《孙氏正义》）今读诸注可知，周朝时期，伤科、外科疾病，疡医兼而任之。时虽分科不明，然周朝时期，即有伤科，且有专职医生，可见伤科为世所重。早期医学文献中有更多记载。《黄帝内经》有伤科疾病论述。如《灵枢·寒热病》载：“身有所伤、血出多及中风寒，若有所堕坠，四支（肢）懈忧不收，名曰体惰。”《神农本草经》载有疗伤科病药物，如干地黄治“折跌绝筋”，续断治"金创痈伤，折跌，续筋骨"。西汉名医淳于意《诊籍》载有跌仆、坠马诊疗医案。晋唐诸医家，如晋代葛洪《肘后救卒方》、隋巢元方《诸病源候论》、唐孙思邈《千金方》，均有伤科疾病记述。其间，伤科杰出医学家，史推唐蔺道人，积骨伤临证经验，撰成《仙授理伤续断秘方》，中医骨伤科始有专著。著中提出骨伤诊疗原则及其方法，为历代医家所遵奉，堪为骨伤奠基之作，因而于后世影响甚大。至元代，骨伤大家危亦林，尤为擅长骨伤科诊断与治疗，积平生经验，著《世医得效方》，历六百余载，其骨伤理论、疗治方法，迄今尚造福生民，对骨伤科的发展贡献重大。骨伤一科，发展至近、当代，骨伤医家辈出，骨伤著述浩博，骨伤理论、骨伤技术，皆可谓集古今中外之大成。

骨伤一病，世之论及，特点有三：其一，于患者，突遇之间，骤然而发，是谓之病急。其二，伤筋断骨，痛不欲生，是谓之病重。其三，于医者，治之得当，立时恢复如初；治之不当，终生残废不愈，是谓之治难。是以为骨伤医者，若术之不精，应难以为医。昔药王孙思邈力倡"大医精诚"说，言欲为苍生大医，必怀仁爱之心，以济苍生安危为己任。欲遂其志者，必有精湛医术，方可为苍生大医。为骨伤医者，尤其如此。今有张君干庭先生，初入医门，曾遇骨伤患者不愈，见其痛苦终身，深为感之，遂怀恻隐，立志于心。进入医药学校攻读中医期间，即以优异成绩为诸师所重。其尤于骨伤一课，用功最勤。时值妇科专家刘培高先生任校长，喜其聪颖好学，知其有志于骨伤科，遂将其留校深造，并送张君至湖北仙桃，拜于中医骨伤专家郭国彪先生门下。郭师为鄂豫骨伤名师，时已年迈，然察之张君，宅心仁厚，有志于骨伤，收为关门弟子，并将平生医术悉心传授。期年，张君尽得其师传。

返校后张君任教，业余愈加勤奋，苦研骨伤医技。不久，学校再送张君至山东文登整骨医院，学习中西医结合骨伤科技术。该院乃全国骨伤知名医院，历史悠久，汇聚骨伤名医。张君至后，如鱼得水，惜时如金，虚心求教，得诸师器重，并得诸师之传，深谙骨伤科中西医结合治疗精妙。其后医术骤进，不少骨伤患者皆得张君救治。

医者精于勤而贵于思，张君亦然。每遇危难病患，必反复观察，细心诊断，悉心救治。张君致力骨伤临证，迄今四十余年，积有丰富临证经验。其医术之精，平生所愈患者不计其数，为患者感之，为同人敬之。近年感于同道所劝、患者所祈，将平生所积撰为医著，名曰《张干庭骨伤科临证经验》。著成嘱余以序之。余虽执教于中医，然仅限于文献及基础理论，不通医术乃余终身之憾，作序实在勉为其难也。张君通于理论，精于医术，且于理论与实践中有新见解、新突破，堪为一方骨伤名医，余素敬之。今以医著传世，余为之欣慰。君怀仁心于世，幸其术有传也。

张之医著，概之列为八章，先基础后临证，循序渐进，由浅入深，循循善诱，仁心可鉴。临证以中医为主，参以中西医结合，博采众方，以患者利益至上，处病方案，恰到好处，特点突出，为其亮点。书中所载病案，均按照患者就诊的时间先后顺序排列，可以窥其逐渐积累的行医经验；而案中所述骨伤用药诸方，乃其四十余年临证结晶，尤为珍贵，临证选用，医者自会得其善意。读者诸君，倘能细心体会，得其堂奥，必有利于骨伤临证。

张君临证数十年，临床案例甚多，其有数例将要截肢患者，皆因得张君救治而愈。书后所列病案，虽仅四十余例，乃用心所选，皆典型之例也，足可为临证之鉴。大著之后，特列医案，张君用心良苦，祈望读者诸君思之、珍之、验之，临证酌用，必患者之福音也。至于其病例述写，虽未详述手术步骤，但侧重方法技巧，择其要者而述之，临证医家读之，当自知个中奥妙。尤为可贵者，书中尚列有治疗失误案例，足见医者本于科学态度，实事求是，尊重临证实际。亦可为医者之诫也。

医者，仁心也；技者，仁术也。医者，积平生所获，撰之以书示人。技者，欲贻于世，亦医者仁心所示也。我辈以医立于世者，当惜而藏之，以济于世，以示于仁心。张君积平生心得，尽示于世，其仁心可敬。有读者诸君，得其书，传其术，施术于世，若能造福于世，果如是，张君乐其是，是书亦有益于世，余欣为之序，亦乐其中也。

不揣愚陋，谨以为序。

南东求

2019 年 11 月

# 张干庭传略

　　张干庭，1950 年元月生，湖北省浠水县巴河镇枣岭村亮公塆人。其故里居长江之北，水秀山青，乃鱼米之乡。幼常睹乡邻戚友，看病艰难，遂萌学医之愿。中学毕业，幸入湖北省黄冈卫生学校攻习中医，并于1973 年 7 月毕业，毕业后分配至黄冈地区卫生防疫站。数月后（1973 年 12 月），因在校成绩出色，组织特将他调回母校，从事中医骨伤科教学，同时兼任校附属医院临床医生。1974 年，学校送张君往湖北仙桃市中医院，拜接骨大师郭国彪为师，跟师学习 1 年。其间学习勤奋，深得郭师器重，尽其所授，尤其是中医正骨手法及骨伤用药，尽得郭师之传。1977 年参加湖北省举办的"冯天有新医正骨疗法"学习班，其骨科知识结构得以拓宽。1978 年，学校复送张君至山东文登整骨医院进修学习年余，拜院长朱惠芳、骨科主任王菊芬为师，拜谭远超老师为临床指导老师。其间学习内容丰富，有开放手术接骨、陈旧骨折和小儿麻痹症后遗症手术矫形及手法复位小夹板固定。1979年，他以黄冈地区中医骨伤科考试第一名的成绩晋升为医师。1983年调往罗田县人民医院，为该院创办中西医结合骨伤科。1986年，复调往罗田县万密斋医院（县中医院）任骨伤科主任，破格晋升为主治医师。1989年调往浠水县庞安时医院（县中医院）任骨伤科主任，并当选为政协浠水县第七届、第八届委员，兼任黄冈市骨伤科学会副主任委员。1993年7月，在由湖北省残疾人事业领导小组组织的浠水县"小儿麻痹症后遗症"手术大会战中，因成绩突出，被湖北省残疾人事业领导小组授予"湖北省残疾人三项康复工作先进工作者"称号。1997年，张干庭晋升为中医副主任医师。2003年，复调回湖北省黄冈卫生学校附属医院（现为黄冈职业技术学院附属医院）任骨外科主任，并当选为黄冈市骨伤科学会主任委员、湖北省骨伤科学会委员。

2010年，他退休居家，但上门求医者仍络绎不绝。其医德之高、医技之精，深为患者敬重。数十年来，所积锦旗无数，皆病愈患者为示谢意而赠之。张君临证40余年，深研医学理论，不断探索新技术、新方法，积有丰富临证经验，杏林享誉颇高。其临床业绩与个人传记，白雪岩主编《科学中国人丛书·中国专家才库》一书第五卷有载（人民日报出版社）。其名列入《中国名医大辞典》《中国医院大全》《鄂东四大名医·鄂东中医药发展概况》诸集中。其临证中的感人事迹，《黄冈日报》《罗田科技报》《鄂东文学》等多家媒体均有报道。他曾先后于中央、省、市学术研讨会宣读及发表专业学术论文 20 余篇。其中《自制固定牵引器治疗成人股骨干骨折》，刊于《北京中医》（1998 年第 3 期），其文阐述："股骨干骨折用该器固定 3 天后，可扶双拐下地行走，突破传统卧床牵引和手术内固定常规治疗方法，不但疗效显著，且为病人节约费用。"自创技术撰于论文《杉树皮长短夹板超关节外固定治疗小儿股骨干骨折》，刊于《中华临床医学杂志》（2004 年 11 月）。《手术治疗尺骨鹰嘴粉碎形骨折并桡骨小头"歪戴帽"形骨折 15 例报告》，刊于《中国中医骨伤科杂志》（2005 年第 6 期）。论文《综合疗法治疗膝关节外伤性慢性渗出性滑膜炎》，刊于《中医正骨》（2008 年第 4 期）。

干庭先生志于医，专于骨伤科，擅长中西医结合骨伤科技术。其医德之高，不计名利，不论贫富，怀仁爱之心，精心救治患者，愈者无以数计，享誉杏林，为人敬之，是以鄂东有"接骨神手"之誉。

南东求　敬撰

2019 年 11 月

# 目　　录

# 第一章　损伤的分类

骨伤学科，是研究人体损伤及各种发病因素（发病环境与条件）以及根据此种材料进行分析、归纳从而确定其治疗与预防措施的一门学科。

损伤是由于外力作用于人体所引起的筋骨、皮肉、气血、脏腑、经络的病变。由突然而来的暴力引起的，称为急性损伤。由外力持久地在人体上日积月累地刺激而致的病变，则称为慢性损伤。

临床上，根据损伤的四种情况，大抵有四种分类。

## 一、依据损伤部位分类

依据损伤部位，可分为外伤与内伤两大类。

凡因金疮折伤引起的，伤在人体的外部，能用肉眼看到的损伤，如各种打伤、跌伤、撞伤、扭伤、刺伤、刀伤等，引起的皮肤、肌肉、筋骨、血脉等组织的肿胀、瘀血、疼痛、破裂损伤出血，以及功能障碍等病变，皆属于外伤。

凡因跌仆、闪扭、蹉挫、压碰、殴斗拳击伤等或运动过猛而撕伤肌肉，例如赛跑时容易腓肠肌撕伤、肌层出血、胸部挫伤等，虽然外表无明显变化，但体内经络，脏腑、气血之间发生了病变，产生疼痛等症状，皆属于内伤。对于外伤失于调治，日久转化为宿伤的病症，也属于内伤范围。

## 二、依据损伤组织分类

根据损伤的组织，可分皮肤损伤（较轻）、皮下损伤（稍重）、体内损伤（严重）。

## 三、依据损伤表皮分类

根据损伤的破皮与不破皮的情况，常分为开放性损伤与闭合性损伤。

## 四、依据损伤外力分类

根据损伤外力的性质，分为急性损伤与慢性损伤。

# 第二章　损伤的病因病机

骨伤的致病因素与内科不同，内科致病因素为内因"七情"，外因"六淫"。而骨伤科有它的独特性，其主要致病因素是不内外因，也就是突然地或慢性持久地受到外力的影响所致，例如：跌、仆、闪、挫、扭、打、撞、压、砍、喷火器伤等，使肌肉、筋骨损伤或断裂等。

## 一、损伤病因

骨伤科致病的内在因素，主要是与患者的工作性质、体质、年龄以及采取的预防措施有关，如体质强，注意安全操作，则可避免损伤。

## 二、损伤病机

损伤的病机，主要是由于外伤的作用，使局部气血瘀滞、破损出血以致肿痛或功能障碍，严重者引起经络不通、脏腑失调、气血运行不畅而发病。因此，在临床上进行内服中药调治是很有必要的。

# 第三章　诊　　断

骨伤科和其他各科一样，要了解全身与局部情况，首先通过四诊观察，根据八纲和脏腑的辨证，才能判断病症的阴阳、表里、寒热、虚实和某一脏腑的病变，以及顺逆吉凶的转归，从而施行有效的措施与方药。但在骨伤科中，四诊的运用均有它的重点和特点。如望诊时对形态、步态应该较多注意，切诊中就非常重视摸法，如有条件可进行放射线检查，对骨折和关节脱位方面有很大的帮助。

## 一、望诊

骨伤科的望诊，除了对全身的神色形态与舌苔应作一般的观察外，特别是对局部的损伤及其部位必须认真细心地察看辨别，才能正确判断损伤的真相。望诊要分全身与局部两个方面来进行。

### （一）全身情况

1. 望神色

神气色泽无明显改变者，为病情较轻。如面容憔悴、神气萎顿、色泽晦暗者，则表示病情较重。若神志昏迷、面色苍白、微作呻吟、汗出如油、四肢厥冷、瞳孔散大、呼吸短促或微弱等症状，则为危急的症候。

2. 望形态

形态的改变是根据受伤的程度和部位而各异，如腰椎骨折，即不能正坐，全身呈伛偻状态。下肢骨折则多不能站立。肩关节脱位则患肢下垂，头向患侧倾斜等。

3. 望舌质舌苔

在治疗中，骨伤科同其他各科一样，也应非常重视全身情况和整体观念。望舌质舌苔是了解疾病的转归，是否有内伤，以及损伤后是否有兼症。如舌红苔厚腻而黄是说明兼有湿热，治必兼清热利湿。如舌质紫暗是说明瘀血较重。总之，骨伤科望舌质舌苔和内科一样，是不可忽视的重要部分。

## （二）局部情况

1. 望创口

创伤有裂口者，应注意创口的大小、深浅、伤皮肉和筋骨等不同情况，以及创口的污染程度、出血多少，从而决定治疗方案。

2. 望肿胀

无创口的损伤，则应注意肿胀的大小，色泽是鲜红还是青紫等，以及所在部位来判定伤情。在肿胀形态的辨证上又有以下的区别：肿胀如棉、皮色和温度正常，按之即起为气实肿。按之凹陷，不能即起为气虚肿。肿硬如块或皮肤有青紫瘀斑，温度不高为血肿。如肿硬如石、皮色红紫、温度增高为气血并肿。

### （三）望畸形及肢体功能

望畸形及肢体功能，主要是骨折和关节脱位。现将各部位骨折和关节脱位的外观形态分述如下。

1. 脱位

下颌关节脱位：双脱者张口不合，吞咽困难，言语不清，下颌向前，单脱者病侧向健侧歪斜。

肩关节脱位：患臂下垂不能动，头向患侧倾斜，臂不能贴胸，肩部呈方形，或者缩短不能伸举。

肘关节脱位：肘部肿胀畸形，前臂不能屈伸运动，或缩短呈半屈曲状态。

腕关节脱位：腕与手掌不能上下伸屈活动，局部肿胀。

髋关节脱位：臀部畸形，患肢呈内收内旋或外展姿势，患髋不能屈伸。

膝关节脱位：膝部肿胀畸形，膝关节不能屈伸。

踝关节脱位：一般外踝突出较多见，足跗呈弯斜状态。

2. 骨折

颅骨骨折：局部肿胀呈青紫色，或有创口出血，严重者昏迷不醒。

锁骨骨折：锁骨处肿胀或畸形，上肢及肩运动受阻。

肋骨骨折：受伤骨处有凸出或凹陷状，呼吸呈痛苦面容，身体转侧困难。

脊柱骨折：腰部不能活动，或起坐站立困难，严重者下肢不能运动，感觉消失，大小便失禁。

髌骨骨折：髌骨处肿胀或呈凹陷，膝关节能屈不能伸。

四肢骨折：受伤肢体功能障碍，或有畸形，局部肿胀，开放性骨折者或可见骨折断端露出，或有血液渗出。

## 二、问诊

骨伤科问诊除一般问诊以外，还须注意以下几个方面：

1. 问受伤的过程。
2. 问受伤的部位、时间、地点。
3. 问受伤时体位，是站着还是坐着。曾否跌倒，损伤外力的大小与方向等。
4. 问疼痛的程度，是剧痛还是一般胀痛，是逐渐加重还是逐渐减轻，疼痛的范围是扩大还是逐渐缩小，各种不同的动作，如负重、咳嗽、喷嚏等对疼痛有什么影响。气候的变化、昼夜休息时疼痛的程度有无改变等。
5. 问受伤后曾否昏厥和昏厥时间，如系创伤出血，应问其出血量，有无恶心，呕吐、咯血等症状。
6. 问受伤后下肢能不能行走，上肢能否举起，如上、下肢不能活动，还应问是受伤当即不能动还是过了一些时候不能动的。
7. 问受伤后是否经过治疗及其治疗方法和结果怎样。
8. 问有否其他病史，如有胃病史则燥性药物慎用。
9. 妇女须问婚否、月经史等，是否受孕。
10. 小儿需问生长、发育和产史，是否有先天性疾患。

## 三、闻诊

骨伤科在闻诊方面，有些同内科，但有它的特点。主要是以听为主，现分全身和局部论述。

## （一）全身情况

1. 气衰言微者为虚，气盛言厉者为实，大声疾呼、呻吟声重为疼痛的表现。言语前后不续属神昏危症。

2. 音哑或声弱，出音迟懒多为久病的人。气促声低、呼吸咳嗽不利多为胸背损伤现象。

3. 小儿如啼哭不安，或稍搬动肢体则啼哭更厉害，是说明有损伤，可能骨折或脱位。

## （二）局部情况

1. 听骨擦音

骨擦音是骨折的一个主要症状，所以听见骨擦音表示骨有折伤，但在无骨擦音的情况下也不能认为无骨折。根据骨擦音的不同，可以测知骨折的不同性质，如：斜形骨折声音低而长；横形骨折声音清脆而短；粉碎性骨折声音远而散乱，如"浙浙之声"；骨裂及嵌顿骨折没有骨擦音或声音极轻微而细小。骨擦音经治疗后消失，表示骨折已接续。

2. 听入臼声

在脱臼进行复位手法时，听见"格得"一响，表示复位已经成功，应立即停止拔伸，以免肌肉经络牵拉太过而增加损伤。

3. 听骨传导音

如骨折时则骨传导音减弱。

## 四、切诊

切诊包括两个重要内容，一是切脉，二是摸法，两者各有重点，内伤以切脉为主，外伤则以摸法为主。

### （一）切脉

外伤多是体表损伤，但由表入里，同样影响整体，所以，在脉象上会有变化。关于骨伤科脉诊，除一般脉诊（详见内科）外，另有其特点，分述如下。

1. 实证如脉象洪大、实、弦、紧为顺，反见虚、微、小、涩为逆。

2. 虚证创伤出血，其气必随血而泻，脉象如见虚、细、微、芤、弱、小为顺，若见弦、紧、洪、大为凶。

3. 内伤脏腑元气，脉象沉滑而紧，是瘀滞而挟痰，浮滑且数，必有风痰并发。

4. 六脉模糊者，外证虽轻，或症状单纯，预后多不良。外证虽重，而脉象缓和有神者，反应内伤较轻，预后多佳。如重伤痛极时，脉象出现结代（现代医学为期外收缩），亦属常见现象，并非恶候。

### （二）摸法

摸法是骨伤科诊断的重要方法之一。是用两手摸索受伤之处，以辨明有无骨折及骨折的性质，断骨有无错位，关节有无脱位，脱位的顺序及脱出的方向等。

摸法的含义有广义和狭义两种。广义是指摸索寻找的意思，是检查损伤性疾病的各种手法的总称。狭义的是指局部触摸挤压的手法。

摸法可以同望诊相配合，如摸到伤处，病人有抗拒或逃避的表示，可以判断疼痛的程度与部位。

摸法可以与闻诊相配合，如小孩不能诉述受伤的正确部位，当医者摸到损伤处，则啼哭声必定突然加剧。所以说，摸法可以帮助医者找到正确的损伤部位。

几种摸法诊断分述如下：

1. 摸

是用手在局部细心触摸的手法，其内容有四个方面。

（1）温度　局部冷热的程度，可以判断疾病是热证或者是寒证，热肿表示是新伤或热证，凉肿表示是寒性证或气血受阻，治疗时需加注意。

（2）压痛　疼痛点有无，与其分布情况非常重要。有压痛或痛点表示有软组织损伤或是有骨折。根据压痛的范围大体可以判断骨折情况。如斜形骨折压痛范围大，横形骨折则压痛范围短小，不完全骨折可摸到压痛点。

（3）畸形　如摸到患部有畸形，可以判断骨折有无错位，或碎骨片的移位情况和骨折是否有重叠、成角、旋转等移位情况。

（4）骨擦音　通过手在骨折处的触摸，使骨折断端相互摩擦所发出的声音，判断骨折的类型和骨折的程度，如无骨擦音说明是嵌入骨折、不全骨折或无骨折。

2. 叩、挤压

用叩、挤压患处上、下、左、右、前、后来帮助诊断。挤压常用于肋骨骨折的诊断，叩常用于跟骨骨折的诊断。

3. 摇摆

将患肢轻轻旋转、外展、内收、提按、摇动，判断损伤的部位或是否有骨折。

4. 屈伸

将受伤的关节做屈伸活动，检查关节功能以及损伤程度。

# 第四章  治    法

骨伤科的治法可分为内治法与外治法两大类。骨伤科疾病虽然主要是外伤所引起的,但内治法往往非常重要,不可忽视。内治与外治是相互配合的,临床上不可分割开来。外治法较广,各家使用方法不尽相同,但基本法则一样,临床上根据病情,灵活机动适当选用。骨伤科的治疗,有它的基本原则,只要正确而熟练地掌握其规律,灵活地应用于临床,一定会得到满意的疗效。

## 一、内治法

骨伤科与其他各科一样,也是根据祖国医学理论进行辨证用药。且有"血不活则瘀不能去,瘀不去则骨不能摇"的说法,以及血与气两者相互联系,气为血帅,血随气行,故伤气必及血,伤血也必及气。所以,治疗上必须活血与理气相配合,调阴和调阳兼顾,这是骨伤科内治法的基本原则。

所谓内治法,就是以内服药为主的治疗方法。内服药有汤剂、丸剂、散剂和药酒等剂型。在临床上汤剂最常用,其疗效最佳。因汤剂可因病情随证加减,灵活性大,药易吸收。但因慢性损伤疗程较长,而汤剂服药不便,则用丸剂、散剂较佳。药酒在临床上较少用,因酒是心、肺、肝、胃及湿热等症的禁品。如单纯缩伤或陈伤兼风湿者可酌情用之，初期外伤和内伤禁用。

## （一）常用内治法

现根据损伤的时间和程度，常用汤剂的内治法分述如下：

1. 攻下逐瘀法

凡因跌打损伤而使恶血留滞者，使用本法。临床上常用的攻下方，有桃红承气汤加减，即大承气汤加桃红、红花等。此法多用于躯干部压痛显著的初期损伤，不宜多用，一般 3~4 剂。对于老弱、孕妇及儿童禁用，有缩伤者慎用。

2. 行气消瘀法

凡损伤气血所形成的积聚凝滞或一般缩伤之病，瘀血内结体内，在不能或不需攻下的情况下，可采用本法，以达到渐消缓散的目的。临床常用的有膈下逐瘀汤（当归、赤芍、川芎、桃红、红花、枳壳、丹皮、香附、玄胡、乌药、甘草）或桃红四物汤（生地、当归、赤芍、川芎、桃红、红花）加减。

3. 凉血止血法

本法常用于肌体损伤，错经妄行出血，火毒内攻、积瘀成热的患者。临床常用的有清心汤加减（丹皮、当归、川芎、赤芍、生地、黄芩、连翘、山枝炭、侧柏叶、荷叶、茅根、仙鹤草）。如出血太多时，则须辅助以补气摄血的方法，以防止气随血脱。

4. 和营止痛法

本法应用于已经消下之后，而瘀凝气滞肿痛尚未尽除的患者，临证常用的方剂有和营止痛汤（归尾、赤芍、川芎、苏木、陈皮、乳香、没药、桃仁、红花、续断、乌药、木通、甘草）。

5. 温经通络法

适用于损伤日久未愈，以致气血寒凝的患者。用温性或热性的药物驱除寒邪，使经络温通，筋血舒活。常用的方剂有麻桂温经汤（麻黄、桂枝、赤芍、红花、白芷、细辛、桃仁、甘草）。此法可根据病情适当加大白、青皮、陈皮、制川乌、制草乌、乌药、肉桂等药。

6. 补气养血法

由于损伤后，特别是脑部损伤后，日久必导致气血亏损，所以补法多用于补气血。补气以四君子汤为主，补血以四物汤为主，气血两伤以八珍汤为主。可适当用杭菊、首乌、太子参、白芷、砂仁、龙齿、女贞子、陈皮、菟丝子、枸杞子等药。

## （二）骨伤科用药要旨

骨伤科临证用药，根据骨伤科的临证特点，因而有其用药特点，概言之有四。

其一，骨伤科用药，在辨证论治的基础上，尚必须结合骨伤科疾病的解剖生理与病理的特点进行用药。用药还要注意灵活机动，不可呆板。

其二，患者损伤后，必然导致气滞血瘀，而是否有其他兼症，则须用四诊、八纲进行辨证，如尿黄、口干不欲饮、舌红、苔腻黄者，为湿热所致，故宜以芳香化湿、清热利尿与祛瘀热药并用，忌温燥活血祛瘀药。如有表证，则宜以表证药物为主，辅以活血药。即湿热不清、表证不除，则瘀血难以祛也。

其三，瘀血之所以形成，是因外力损伤脉络，迫血离经，积于皮肤腠理，阻塞压迫神经末梢而作痛。活血药可推动瘀血渐渐化开，自大小便排出体外，故活血必利尿，促使瘀血尽快排出。严重者需大便出之更快，故而辅以通下法，但年高、体弱者及孕妇儿童患者，尤须慎之。

其四，由于瘀血作痛，致使筋脉痉挛，导致经脉更加不通而疼痛加重，故解痉药不可忽视，如颈、腰椎间盘突出者，其突出之髓核压迫神经和血管及其他软组织，导致疼痛筋脉痉挛。另外，髓核组织其水分占80%，故在辨证用药的同时，活血解痉、利水并重，在临床上可收到很好效果。

总之，骨伤科临证用药，首在辨证论治，再佐以利尿、活血、解痉之药，以助其瘀血化开并使之排尽，则患者病愈之期可望矣。

以上各法必须按照中医的辨证施治的原则，灵活机动，不可呆板，如在损伤后合并有湿热或外感等症，则必须兼顾合并症的治疗，切不可忽视。如合并湿热患者，需加黄柏、苍术、蚕沙、佩兰、滑石、厚朴、神曲、连翘、苡仁、茯苓等药，如合并外感患者，需加用解表药物。

现将全身各部位用药分述如下：

1. 脑部损伤

（1）初期（脑部外伤，昏痛难忍）

立法：活血祛瘀止痛。

药物：四物汤（用生地、赤芍）加牛膝、白芷、杭菊、泽兰、丹皮、青皮、紫荆皮、土鳖虫、蔓荆子等药。

加减：有血肿者，酌加桃仁、红花，尤可重用红花、泽兰、紫荆皮。如血肿很严重，用上药效果不佳时，可用大黄12克，但不宜久用，只服3剂。如皮破血出，可加三七、山枝炭、生蒲黄、防风、荆芥。如出血较多，面色苍白等较虚者，则兼补气血，加党参、熟地，并重用当归、首乌等。如昏迷者，则按急救法处理，去枕平卧，并配合针灸治疗，有脱症者急用独参汤主之。现代医学对病情严重者可作CT检查，以确诊是否有颅内损伤。

（2）中期（头晕头痛，心悸不宁）

立法：活血祛瘀，安神定痛。

药物：四物汤（用生地、赤芍）加丹参、茯苓、菟丝子、远志、枣仁、杭菊、白芷、泽兰等药。根据病情，桃仁、红花、土鳖虫等可酌情选用。

（3）晚期（头晕、神疲、健忘）

立法：滋补肝肾，安神醒脑。

药物：四物汤加太子参、黄芪、丹参、首乌、续断、砂仁、牛膝、菟丝子、钩藤、光山、远志、枣仁、龙齿、石决明等药。

2. 胸腹部损伤

（1）初期（局部疼痛拒按，咳嗽呼吸引痛）

立法：活血祛瘀止痛。

药物：桃红四物汤（用生地、赤芍）加酒大黄、土鳖虫、乳没、泽兰、枳壳、郁金、大白、元胡等药。

加减：伤及两肋加青皮、柴胡、木香。伤及胃部加砂仁、山楂、神曲、厚朴。伤及肺部加杏仁、厚朴、桔梗、木香。伤及少腹去郁金酌加川楝、灵脂、橘核、乌药。如伤及腰连少腹外则用小茴。舌苔厚腻者去生地、桃仁加苍术、佩兰、茯苓、川朴、黄芩等。舌红少苔咽干口燥加丹皮、花粉、重用生地，肋骨伤加续断、骨碎补、自然铜。

（2）中期（局部轻度疼痛，压痛明显）

立法：行气活血止痛。

药物：四物汤（用生地、赤芍）加大白、郁金、瓜蒌、土鳖虫、广香、丹皮、枳壳、泽兰、杏仁等药。

（3）晚期（诸症明显减轻，压痛轻微）

立法：调理肺气。

药物：在中期方中去土鳖虫、泽兰、丹皮、生地加玉竹、云苓等。

加减：此部位打伤不宜用甘草，特别是初期，因甘草有缓和药力作用。陈伤用瓜蒌半夏薤白汤加元胡、郁金、枳壳、杏仁、木香、茯苓、青皮等药。如系肺结核吐血合并肋骨骨折者用方：田七、丹皮、仙鹤草、生地、当归、山枝、鲜茅根、赤芍、陈皮、枳壳、郁金，痛剧加大黄，以儿童小便为引。

3. 背部损伤

（1）初期（局部疼痛拒按，咳喘引痛）

立法：活血祛瘀止痛。

药物：桃红四物汤（用生地、赤芍）酌加续断、土鳖虫、泽兰、乌药、大白、羌活、乳没、紫荆皮、青皮、大黄等。

加减：如损伤尾骨部则用大白，重用乌药，有骨折加骨碎补、自然铜。

（2）中期（压痛明显，肿势未消）

立法：行气活血。

药物：四物汤（用生地、赤芍）加续断、土鳖虫、泽兰、紫荆皮、狗脊、桑寄生、丹皮、杜仲、青皮、乌药。

（3）晚期（时时疼痛，遇冷则痛剧）

立法：舒筋活络。

药物：四物汤加党参、黄芪、灵仙、鸡血藤，狗脊、杜仲、乌药、桂枝、泽兰、土鳖虫、桃仁。

4. 腰部损伤

（1）初期（局部疼痛拒按，转侧不便）

立法：活血祛瘀止痛。

药物：当归、赤芍、生地、牛膝、紫荆皮、杜仲、续断、乌药、桃仁、红花、泽兰、泽泻、僵蚕、乳没、土鳖虫、大黄、桑寄生等。如有骨折可加自然铜、骨碎补。

（2）中期（压痛明显、自觉疼痛连及下肢）

立法：行气活血，舒筋定痛。

药物：四物汤（用生地、赤芍）加土鳖虫、泽兰、鸡血藤、加皮、牛膝、杜仲、续断、骨碎补、狗脊、乌药、丹参、光山、泡甲珠、僵蚕、地龙等。

（3）晚期（腰痛缠绵不已，时愈时发，遇冷则痛）

立法：舒筋活络，祛风除湿。

药物：四物汤去熟地加牛膝、姜黄、续断、乌药、杜仲、加皮、桑寄生、防风、寻骨丰、灵仙、狗脊、菟丝子、海桐皮等。体虚者可加人参、黄芪、枸杞。

5. 上肢伤筋或骨折

（1）初期（肿胀疼痛，功能受限）

立法：活血祛瘀，接骨续筋。

药物：桃红四物汤（用生地、赤芍）加泽兰叶、紫荆皮、土鳖虫、乌药、乳没等，骨折加自然铜、桑枝。

（2）中期（压痛明显，功能活动受限）

立法：舒筋活血。

药物：四物汤（用赤芍、生地）加丹皮、土鳖虫、泽兰、紫荆皮、续断、乌药、鸡血藤、防风，骨折加骨碎补、桑枝。

（3）晚期（不红不肿，陈伤时时作痛）

立法：舒筋活络，祛风除湿。

药物：四物汤加续断、桑寄生、防风、乌药、灵仙、羌活、茯苓、鸡血藤、黄芪、枸杞、骨碎补、党参等。

6. 下肢伤筋或骨折

（1）初期（红肿或青紫疼痛，功能障碍）

立法：活血祛瘀，续筋接骨。

药物：桃红四物汤（用生地、赤芍）加土鳖虫、泽兰、乌药、骨碎补、牛膝、乳没、肿甚者加紫荆皮、五加皮、泽泻，骨折加自然铜。

（2）中期（肿胀未消，压痛明显）

药物：四物汤（用生地、白芍）加丹皮、土鳖虫、泽兰、骨碎补、乌药、五加皮、海桐皮、紫荆皮、续断、鸡血藤等。

（3）晚期（疼痛缠绵）

立法：舒筋活络。

药物：续断、桑寄生、五加皮、海桐皮、木瓜、牛膝、伸筋草、灵仙、菟丝子、鸡血藤、当归、白芍、川芎、泽兰、丹参等。

**附：各部位引经药歌诀**

归尾并生地　槟榔芍药宜

四味认为主　加减任君移

头项加羌活　防风白芷随

　　背部用灵仙　　乌药不可离
　　腰部加杜仲　　故子最相宜
　　两手桂枝尖　　两脚五加皮
　　若是伤了腿　　牛膝木瓜随
　　胁下柴胡进　　胆草配青皮
　　少腹若受伤　　小茴和青皮
　　大便若不通　　大黄配相宜
　　小便若不通　　车前木通不可离
　　胸部用枳壳　　胃脘山楂厚朴涤

## 二、外治法

　　外治法是指皮肤表面的治疗方法，在骨伤科的治疗中占有相当重要的地位，甚至是决定治疗效果的因素，必须熟练掌握。常用的有正骨和推拿理筋手法，夹缚固定，药物外敷、熏洗和功能锻炼及骨伤护理等疗法，常与内治法相配合，应根据不同的病情和发展的不同阶段选择应用。

### （一）手法

　　手法在临床上应用范围很广，如骨折、脱位的正骨复位，以及伤筋、内伤等症，行气活血，皆需应用手法。而骨折脱位等的手法治疗更起着重要的作用，因骨折脱位不用手法整复，则虽有灵丹妙药亦难发挥其应有的作用。此外，有些损伤的治疗虽须依靠药物，但仍需手法辅助，否则很难彻底根治，如筋腱强直屈伸翻转不利等，均非用手法不能奏效。《医宗金鉴》说："手法者，诚正骨之首哉也。"其重要可知。

1. 理筋手法

理筋手法是治疗伤筋的主要方法之一，医者通过双手在患者的损伤部位或经络穴位上施以熟练的手法，将其筋拨正理顺，使其气血通畅，效果往往很好，手法要轻重适宜，新伤宜轻，陈伤宜重，基本手法如下。

（1）推法：将指腹或掌根部贴于患处或经络上，做单方向近直线推动，新伤要向心推，以利静脉回流消肿。陈伤要离心推，以利气血通畅。操作时用力要稳而均匀，速度要缓慢，着力部位要紧贴皮肤，做到重而不滞。轻而不浮。该法为诸法之首，用途较广。

（2）拿法：用拇指和食、中指或拇指与其他四指屈成弧形对称用力，提拿一定部位的肌腱或肌肉，进行一紧一松的拿捏滑动或提起迅速放下，又称弹筋。操作时动作要缓和，用力必须先轻后重，不能突然用力。重拿时力量可深达骨面，拿的程度以达到酸胀感为宜。拿后被按摩者每每感到轻松舒适。

（3）按法：用拇指或掌根按压患处和穴位，逐渐用力深压捻动。如腰臀部肌肉特别丰厚，按压力量不够时，可用肘尖或双手掌重叠一起加以按压。操作时紧贴皮肤，用力由轻到重。用大拇指指峰为着力点的，循经络穴位按压，又称点法，通常与其他手法配合使用。

（4）摩法：用手掌面或手指的指腹贴于皮肤上，以腕关节或掌指关节做环形旋转，做到轻而不浮，重而不滞。

（5）揉法：用手掌的大鱼际、小鱼际，掌根部或大拇指腹贴于患处或穴位上，作轻柔缓和的回旋揉动。操作时，可根据不同的部位选择合适的手形，手指和手掌不离皮肤，用力要达到深透而不伤皮肤，仅使该处的皮下组织随指或掌的揉动而滑移。

（6）揉捏法：术者手掌指自然伸开，四指并拢，拇指分开，将掌心及各指紧贴于患处皮肤，可在原位或直线移动作螺旋形揉捏动作。操作时用力轻重应视病情需要而定。

（7）搓法：用双手的掌面挟住一定的部位，以指掌带动皮肉作快速搓揉并上下来回盘旋，称为搓法。适用于四肢及腰背部。一般作为理筋后的结束手法。

（8）摇转法：医者一手握住患者关节近端。另一手握住关节远端，作回旋摇转动作。令患者肌肉放松，操作时动作要和缓有节律，摇转幅度由小到大，可按关节活动的功能范围大小而决定。

（9）背法：术者和患者背靠背站着，两肘挽住患者肘弯，然后弯腰屈膝翘臀，将患者反背起，使患者双脚离地，同时屈膝跳起将臀部顶住患者腰部。操作时臀部的颤动要和两膝的屈伸跳起及患者腰部的背伸动作相协调，同时令患者咳嗽放松肌肉。

（10）扳法：双手用力做相反方向扳动肢体的动作，操作时动作必须缓和，用力要稳，两手动作要配合协调。

（11）抖法：医者双手握住患者上肢或下肢远端，轻轻地抖动患肢，促使关节松动。操作时患者应充分放松肌肉，医者要用"巧劲"作不间断的小幅度抖动。

（12）拍打法：医者肘腕关节放松，手指微屈微分，虚掌拍和小鱼际侧打患处，两种手法交替进行，按肌肉或经络的走向进行，并发出有节奏感的响声。此手法多用于腰、背、臀及大腿部。

2. 正骨手法

正骨手法是治疗骨折、脱位的首要步骤。早期的手法整复，对促进骨折的愈合及功能的恢复、减轻病人的痛苦，具有重要的作用。因此，凡骨折（无移位骨折除外）、脱位都必须及时采取正骨手法使其复位。

（1）摸法：即用手轻轻地触摸伤处，先轻后重，由浅入深，从远到近，通过医者之手对损伤局部认真触摸，以判断骨折、脱位的性质，移位的方向及程度，从而确定适当的整骨手法。摸法亦常用于检查骨折、脱位整复后的对位情况，特别是在缺乏现代医疗设备的情况下，这种方法尤为重要。因此，它是整骨手法中必不可少的步骤。

（2）拔伸法：是整骨手法中最基本的手法，主要用来纠正骨折重叠移位和治疗关节脱位。可由助手二人分别握住骨折或脱位的远端和近端，沿肢体纵轴进行对抗牵引，使重叠的骨折断端拉开，才能再进行其他整骨手法。拔伸牵引力的大小，要根据骨折移位的情况及病人肌力的强弱，如年幼体弱、老年人、牵引力不宜太大；青壮年肌肉发达，则牵引力要加大。拔伸时牵引力要均匀持续，切勿时紧时松。

（3）旋转法：本法多用于骨折有旋转移位和陈旧性骨折畸形愈合再折分离。其手法是：在对抗牵引下，术者采用旋转手法来纠正骨折断端的旋转移位，旋转的方向与骨折旋转畸形方向相反。对陈旧性骨折行再折分离旋转手法时，旋转方向可向内向外旋转多次，直至骨折端分离。但须注意骨折近端的固定，用力不能过猛，旋转力不要通过关节，以免造成附近新的骨折及关节韧带的撕裂伤。

（4）屈伸法：即在对抗牵引下，采用屈伸的方法，来整复关节脱位和纠正关节附近骨折的移位及成角畸形。如肘关节脱位及肱骨髁上骨折，常使用本法。对陈旧性骨折或关节脱位，本法能分离关节粘连，解除肌筋膜挛缩，促使关节活动功能恢复。常与摇法同时进行。

（5）端提法：在拔伸牵引下，术者用拇指和食指或其他手指，将下陷侧移的骨折端夹住，从下向上或从内向外端提还原的手法。可用来纠正骨折下陷或侧方移位，临床常用于治疗锁骨、肋骨、桡尺骨、胫腓骨等骨折或脱位。

（6）挤压法：用双手手掌或拇指在骨折的远近断端上下左右做对向的挤按，以矫正骨折侧方移位。本法常用于肌肉丰厚处之骨折，如股骨骨折和肱骨骨折等。

（7）分骨法：在对抗牵引下，用两手拇指及食、中、环指分别置于骨折部位的掌背侧，夹挤两骨间隙，使靠拢的骨折端分开，双骨折就能像单骨折一样复位。分骨时，各手指与皮肤要紧密接触，切勿在皮肤上来回摩擦，以免损伤皮肤。本法多用于矫正两骨并列的双骨折，如尺桡骨双骨折，掌骨或跖骨骨折等。

（8）折顶法：在对抗牵引下，术者用双手拇指向下推按突出的骨折断端，其余四指端提下陷的骨折断端，先向原来成角变位的方向加大成角，直至拇指感觉两骨折端同侧的骨皮质互相接触顶住后骤然反折。这样，便可以比较容易地矫正重叠移位畸形，使骨折对位。折顶法的手法方向及用力大小，完全按骨折断端移位的程度及方向决定，但需注意折角不能太大，折角方向应避开重要神经血管，骨折端切勿刺破皮肤而使闭合性骨折转化为开放性骨折。本法多应用于横断或锯齿形骨折。在肌肉较丰厚的部位或因局部肿胀较重，单靠拔伸牵引力难以完全将断端拉开者，则需采用折顶法。

（9）回旋法：本法多用于矫正背向移位的斜形、螺旋形骨折，或骨折断端有软组织嵌入。临床一般多见于股骨干或肱骨干骨折。其手法是：在拔伸牵引下，术者两手分别握在骨折近端与远端，按骨折移位的方向逆向回旋，使骨折断端对合。该手法必须根据受伤的情况和力学原理，判断形成骨折背向移位的径路。操作时两骨折端要互相紧贴，以免加重软组织损伤。若感觉有软组织阻挡，可以改变方向再施手法。一般有软组织嵌入的横形骨折，只须加大牵引力，使两骨折端分离，嵌入的软组织常可自行解脱。嵌入的软组织是否解脱，可以从骨折的触碰音来判断。

（10）摇抖法：多应用于横形和锯齿形骨折，经手法整复后，骨折已基本对位，但骨折断端间仍有裂隙者。术者可在助手维持牵引下，两手固定于骨折处，轻轻地上下左右摇抖骨折远段，使骨折断端紧密吻合。术者亦可用双手固定骨折断端，远端的助手在牵引下作轻微的左右或上下摇抖，此时断端的骨擦音可由大变小或消失，这说明骨折端已紧密吻合。

（11）足蹬法：多用于肩关节脱位和髋关节脱位。术者用一足蹬住患者的腋窝或髋关节内侧腹股沟韧带与耻骨联合之间，双手握住患肢的远端作对抗拔伸牵引，待关节有松动感觉，可将患肢做内旋、外旋、上下、外展或内收等动作，直至关节复位。

（12）气振法：多应用于整复胸骨、肋骨骨折及胸肋关节错位。患者仰卧，双手垫于颈部、背部，助手按其腹部，令患者在深呼吸时用力咳嗽。此时，助手下压患者腹部，术者下压突出的骨折端，借患者的气振力使胸廓极度扩张，将下陷之骨折端振出复平。

## （二）固定

固定是用夹板、绷带等物来固定已复位之骨折以及少数陈旧性关节脱位复位后的一种制动方法，是中医正骨治疗中的重要部分。骨折整复处理后，欲保持整复后的良好位置，则必须用固定的方法直至骨折断端达到理想的愈合为止。我们应用单层或多层小夹板固定法治疗四肢骨折，通过几十年来的大量临床实践，体会到本法具有取材容易、携带方便、医疗费用低、病人痛苦小等优点。用于治疗四肢骨折，大都取得满意疗效。杉皮板具备韧性、弹性和可塑性，可因人塑形，紧贴骨折部，包扎松紧度适宜，不超关节或短时间超关节固定，有利于关节的功能锻炼和恢复，符合动静结合的原则，故骨折愈合较快，功能恢复好，减少了血循环障碍、神经血管损伤、骨折迟缓愈合或畸形愈合及关节僵硬等并发症、后遗症，易为患者所接受，便于在基层开展应用。

1. 固定器材

（1）夹板：制作夹板的材料有多种多样，可根据各地条件不同，灵活选用，根据我省的特点，郭老先生以杉树皮为主要材料，将杉树皮削去其外层松质部分，取其二层皮较坚韧部分，根据人体各部位不同形状，制成各式各样长短、粗细、宽窄、厚薄不同的夹板，再铺上棉垫，用绷带缠绕，既实用又美观。

（2）矫正垫：用脱脂棉或绷带，按骨折部位，类型不同制成各形状大小不同的加压垫。放在夹板的下面，以利矫正复位后残余的少许移位和防止复位后再移位。如平形垫、梯形垫，塔形垫、分骨垫等。矫正垫的厚薄要适当，大小适宜。大小可根据夹板的宽度而定，一般夹板压上去，与夹板平齐而不露出夹板为标准，厚薄是根据骨折断端的移位情况，活动量大小，以及肌肉牵拉力量而定的。一般来说，它的厚度不超过骨折断端移位的宽度。活动量或牵拉力大的（如股骨上段骨折，近断端的前侧，下段骨折远断端的后侧）可垫厚点，活动量和肌肉牵拉力小的（如股骨上段骨折远断端后侧，下段骨折近断端的前侧）可垫薄一点，对线好的一端可垫薄点，对线差的一端可垫厚一点。一般用2~3个垫，以防止侧方移位或成角移位。根据骨折的部位不同而分别采用矫正垫，如骨干部位适用平垫，肢体斜坡处如肘关节后部、踝部适用梯形垫，尺桡骨之间和胫腓骨之间适用分骨垫，肢体凹陷处适用塔形垫（如肘、踝关节附近）。

（3）其他材料：其他材料有内衬垫及扎带或绷带，内衬垫可根据肢体情况，如儿童肢体柔嫩则用大棉垫制成，如成人某些部位皮肤较厚，可用绷带代替。扎带可在市场购买布带或绷带撕成条状制成。

2. 固定方法

骨折复位后，术者在助手的协助下，稳定骨折端，小心将内衬垫，矫正垫及夹板放好，然后再逐步将每根扎带扎好，一般3~4根，如较薄的杉树皮夹板，则用绷带缠绕，其方法是每两块作对称叠瓦式包扎。

3. 注意事项

（1）扎带用力要均匀，松紧适宜，切忌动作鲁莽，防止再移位或增加病人痛苦。

（2）随着肿胀消退情况及病情的变化及时调整扎带：一

般复位固定后四日内，因复位的继发损伤，部分小静脉回流受阻，局部肿胀反应，夹板内压力有上升趋势，故不能捆缚过紧，扎带扣结保持上、下移动 1 厘米的活动度为宜。

（3）及时鼓励病人进行功能锻炼。

（4）密切观察伤肢末梢（指、趾）的血液循环及神经支配情况，以免发生血循环障碍及神经长期受压之弊及不良反应。

（5）防止局部压力过大引起压迫性坏死。

（6）密切观察固定后是否有骨折再移位现象，必要时可作 X 光复查。

**附：小夹板加牵引固定法**

此法多用于四肢的不稳定性骨折，特别是股骨干骨折。小夹板加牵引固定，不但可以起固定作用，而且还能将部分的移位畸形矫正。但必须注意，完全利用和依靠持续牵引法以达到新鲜骨折复位的目的是有困难的。必须先作牵引，当骨折重叠移位拉开后，再用手法复位及小夹板固定，牵引的目的是防止强大肌肉收缩力而发生的再移位，常用的牵引法有皮肤牵引和骨牵引。常用骨牵引部位有股骨髁上、胫骨结节、跟骨及尺骨鹰嘴等。

1. 皮牵引

（1）先将伤肢毛发剃除，擦干净后，再根据肢体长短粗细和受伤情况选择长宽适当的胶布，将一较足跟宽的方木板中央钻孔，贴上胶布，再将牵引绳从木板中央孔穿过备用。

（2）牵引时，先把胶布平整地贴在伤肢两侧，胶布上端贴在骨折下 3~4 厘米处，下端超出肢体末端 8~10 厘米，并以绷带包扎使之粘固牢靠。将伤肢垫好后，牵引绳通过滑轮悬吊一定重量即可，一般不超过 4 千克。必要时可垫高一侧床脚做反牵引。

2. 骨牵引

（1）术前准备：患者仰卧病床上，将患肢放正或放在牵引架上，准备好牵引弓、牵引绳、滑轮、牵引架以及消毒无菌牵引包等用具。

（2）穿针部位

① 股骨髁上：股骨下端内侧的内收肌结节，在其上方 2 厘米处，即为进针部位。通过髌骨上缘在皮肤上向外侧画一横线，另自腓骨小头前缘向上横线引一垂线，两线相交之点作为钢针穿出部位（注意进针部位必须从内侧，以免损伤内侧的股动、静脉及其分支或隐神经）。

② 胫骨结节：由胫骨结节到腓骨头联线的中点，即为穿针部位。经此点穿通骨质，既可负担牵引重量，又能避免腓总神经的损伤。

③ 跟骨牵引：由内踝尖端至足跟后下缘联线的中点为穿针部位，平行对侧穿出，注意穿针部位必须正确，若靠近内踝尖端，可能伤及胫后动脉和神经，如靠近跟骨下缘，则易撕破骨质。

④ 尺骨鹰嘴：肘内侧为穿针部位，即从尺骨鹰嘴顶端向其远侧划一与尺骨皮下缘相距 1 厘米的平行线，再从距尺骨鹰嘴顶端 2 厘米的尺骨皮下缘处，向已划好的线做一垂线，两线的交点即为穿针部位。注意不可伤及靠近鹰嘴顶端内侧的尺神经。

（3）穿针方法：定好进针和出针部位后，常规皮肤消毒，铺好无菌消毒巾，在无菌条件下，在进出针处做利多卡因局部麻醉，然后用已高压消毒好的克氏针或斯氏针，用骨锤或用骨钻钻入，一般用骨钻比较安全方便。经检查穿针部位正确后，用无菌敷料包扎双侧针眼。安装好牵引弓，将两侧针端插入青霉素瓶中（防止刺伤皮肤）。将牵引绳系在牵引弓上，通过滑轮，另一端系在牵引重量上，其牵引重量根据牵引部位和患者体重，一般 3~9 千克。

3. 牵引加夹板固定

经牵引固定 24 小时后，在 X 光观察下，如重叠移位已拉开，再行手法复位及小夹板固定，然后用维持重量牵引。注意每天检查体位是否正确，牵引弓是否松动滑脱，重量是否过轻或过重，直至骨折愈合。

## （三）外用药物

骨伤科外用药物种类很多，应用于局部受伤患者。郭氏家传最常用的有两种，外敷药膏和熏洗药。

1. 外敷药膏

将药物碾成细末，加凡士林和少量醋、酒等，按一定的比例，调匀如糊状涂敷伤处。具有消瘀止痛和温经通络的功效。

（1）消瘀止痛膏

药物组成：大黄、赤芍、芙蓉花、枝子、生川乌、生草乌、香白芷、红花、黄柏、紫荆皮、闹羊花。

用法：将上药碾极细末粉，以凡士林调匀成膏状，摊在纱布上敷患处。

主治：跌打崴扭，局部肿痛等软组织损伤。一般用于损伤早期。

（2）四虎膏

药物组成：生川乌、生草乌、生南星、生半夏

用法：将上药碾极细末，以凡士林调匀成膏状，摊在纱布上敷患处。

主治：陈旧性损伤疼痛，局部青紫日久不散，及风寒湿痹及无名肿痛等。

（3）金黄膏

药物组成：大黄、黄柏、姜黄、白芷、制南星、广皮、苍术、川朴、甘草、天花粉。

用法：将上药碾极细末粉，以凡士林或白蜜调匀成膏状，摊在纱布上敷患处。

主治：外伤肿胀，局部灼热微红，或外伤后疼痛逐渐加重等软组织炎症早期症状。

2. 熏洗药

药物组成：苏木、降香、桃仁、白芷、伸筋草、姜黄、艾叶。

用法：将上药用大罐煨沸半小时后，取汁微火保温，加酒醋各50克，以毛巾浸药汁，趁热巾敷患处，边敷边活动关节，冷后再浸药汁，保持毛巾热度，每次敷1小时，每日敷两次，每剂药用2~3天。每剂药第二次用时加温，并再加酒醋。

主治：外伤或骨折脱臼愈合后，局部血肿肌化，关节伸屈功能受限及陈伤风湿冷痛者。

3. 热熨药

（1）本法适用于颈腰脊柱躯体熏洗不便之处，扭伤陈伤均可应用。

药物组成：当归、红花、独活、羌活、灵仙、络石藤、桂枝、插插活、虎杖、五加皮。

用法：将上药装入棉布袋中，缝好袋口，用时将药袋淋湿隔水蒸20~30分钟后，热敷患处。每袋药用2~3天，1日2次。

主治：颈、腰、背痛及骨关节无菌炎症或损伤后期瘀痛。

（2）本法适用于颈、肩、腰及躯体部熏洗不便之处，且适用陈伤顽疾的治疗。

药物组成：

① 药粉：红花、川芎、元胡、乳香、没药、独活、骨碎补、冰片、伸筋草、狗脊髓、广香、鸡血藤、泽泻、车前草、四虎散。上药研粗末，装棉布袋备用，每袋药粉80~90克。

② 药液：红花、樟脑粉、鸡血藤、独活、元胡、制川乌、制草乌、半夏、丹参、乌药、天丁、细辛，50%酒精浸泡1周后备用。

用法：先将粗盐炒烫后装布袋内（约0.9千克盐），再将药液用注射器吸6~8毫升撒在药粉袋上面。然后将撒药液面对准患处放置好，再将先备好的厚棉纱孔巾放好，保护药袋周围皮肤，以免烫伤。然后，将热盐袋放在药袋上面，用毛巾盖好以保温。时间可为1小时左右。每日可用1~2次。

注意事项：如果患者反应较烫，可以将盐袋下面多垫毛巾，严防患者皮肤烫伤。

### 三、骨伤科护理

骨伤科护理在患者治疗过程中，有着非常重要的作用，一位骨折患者，即使复位固定再好，如不护理好，也会造成再移位，甚至出现残废或危及生命等严重不良后果。骨伤护理除一般护理外，有其独立特点，现分述如下。

#### （一）全身护理

人是一个有机整体，虽说是局部受伤，但可以引起整体的变化，要注意精神调养。例如一个下肢骨折的患者，由于疼痛，可以引起食欲减退和失眠。如食辛辣食品可以引起患肢疼痛加重。因此，受伤患者在饮食上应食清淡而有营养食物，如蔬菜、瘦肉、牛奶等，而辣椒、鲜鱼等食品不宜食用。另外，由于受伤及患者伤后活动量减少，导致气血受损，免疫力下降，各种并发症（如感冒、感染等）常有发生。所以，伤后抗感染的防治和保暖工作是不可忽略的。

#### （二）局部护理

局部护理是骨伤科的重点之一。骨折复位固定后要严密观察患肢血运情况，如患肢末端出现剧痛或皮肤发凉，发紫、麻木、感觉减退和严重肿胀等，是说明固定过紧，应调整固定的松紧度。是牵引的患者应注意患肢的体位是否正确，牵引针是否有滑动，牵引弓是否有松动等。长期卧床病人要观察是否有褥疮发生。石膏固定患者要观察患肢末端循环情况和是否有压迫性溃疡。是开放性外伤要观察是否有活动性出血。特别是大小便时要注意，不要影响固定的稳定性，尤其是小儿大小便时更应该注意，不要将固定物污染。凡骨伤患者都应该卧硬板床，以保持伤处的稳定性。凡上肢受伤者穿衣要先穿患肢，后穿健肢，脱衣要先脱健肢后脱患肢。门诊患者要遵医嘱，定期复查，必要时要借助 X 光检查，要做到及时发现问题及时予以纠正。

## 四、功能锻炼

功能锻炼是一种医疗性的体操锻炼，现代医学列为康复医学，在我国古代称之为导引，可见在古代早已认识到功能锻炼的重要性。它对骨折、脱臼和各种创伤的功能恢复有很大的作用，此外还可影响体内脏腑，调理人体气血，有利于加速新陈代谢。功能锻炼要有科学性，要根据不同的病情和个体差异而使用不同的锻炼方法。在临床骨伤治疗中，有很多患者治疗很到位，但没有及时正确地进行功能锻炼，而出现关节僵直，留下终身的功能障碍，实在是太遗憾了。因此，功能锻炼是骨伤科在临床治疗中不可缺少的重要组成部分。但必须遵守"循序渐进、持之以恒"的八字原则。一般有局部的、全身的及器械的三种锻炼形式。

### （一）局部功能锻炼

主要是指导病人用导引方法，使受伤肢体进行屈伸、旋转、外展与内收等活动，使关节功能和肌力较快地恢复正常，防止发生关节僵硬、筋肉萎缩等后遗症。根据损伤部位及具体情况，选择各种不同的锻炼方法。如上肢骨折早期，可作伸指握拳锻炼，每次 20~40 下，有助于恢复掌指关节活动功能。肩、肘、腕关节伸屈锻炼或肩关节画圈锻炼。连续作 10~20 次，有助于防止肩、肘、腕关节粘连、关节僵硬。甩手功能锻炼，每次做 100~300 下，除了能使肩关节周围肌肉舒松外，还可调整因内伤引起的精神紊乱。

下肢可作股四头肌收缩功能锻炼、直腿抬高锻炼、站立下蹲锻炼，每次做 15~30 下，以及上、下肢体的外展内收功能锻炼，髋、膝、踝关节的屈伸锻炼，均有助于防止肌肉萎缩及关节强硬。

颈部的功能锻炼，有颈部前后屈伸、旋转功能锻炼，每次做 7~8 下，适用于颈项肌筋损伤或颈椎关节之慢性损伤性疾患。

腰部功能锻炼，有腰部前屈后伸、两侧弯屈功能锻炼及腰部回旋功能锻炼，每次做 10~20 下，适用于急慢性腰肌劳损、慢性腰痛及脊椎骨折后遗症。此外，还有腰背肌功能锻炼，如腰背肌、臀部离床功能锻炼（五点支撑法），连续 50~100 次，适用于脊椎骨折各期锻炼，有助于脊椎骨折的复位，防止后遗症的发生。

### （二）全身功能锻炼

是指导病人全身各部位进行全面锻炼，使全身各部位的关节筋肉以及内部的气血较快地恢复正常。根据练功的体位可分为卧位与立位，根据练功的动作可分为气功与强壮功（导引法）。损伤前期或病人不能站立时，采用卧位练功，损伤后期都采用立位练功。

内伤练功以气功为主，强壮功（导引法）为辅，外伤练功则以强壮功为主。骨伤科的强壮功（导引法）既有恢复局部关节肢体的功能，又有促进全身气血运行、增强体力的功效。

### （三）器械功能锻炼

器械功能锻炼，主要借助器械的帮助，常用的器械有滑车、梯层、核桃、竹管、小木棒、拐杖等。滑车对各关节损伤都适用，最多用于肩关节损伤，如常用的方法有拉滑车举肩、手攀梯层。前臂损伤，常用手持短木棒前臂旋转锻炼。下肢（包括髋、膝、踝关节）损伤后期，可采用扶拐杖行走锻炼，滚竹筒膝关节锻炼。手指关节损伤后期，可采用手指滚核桃锻炼。通过器械功能锻炼，可促进关节功能恢复，矫正肢体不良姿势，增强受伤肢体的肌力。

### （四）功能锻炼注意事项

1. 根据损伤的病种和类型，不同时期的具体情况，选择不同的功能锻炼方法。一般损伤后，早期即可开始锻炼。在骨折早期肢体肿胀时，只能先做患肢末端轻微活动练习，如伸指握拳或股四头肌收缩功能锻炼，以加强血液循环，促进肿胀消退。骨折中期，肿胀已基本消退，骨痂开始生长，可逐步配合患肢上下关节活动，以防止肌肉萎缩和关节粘连。骨折后期，骨痂已生长，可逐渐进行较大幅度的全身功能锻炼，负重练习及器械功能锻炼。

2. 功能锻炼要掌握循序渐进的原则。开始锻炼每日2~3次，以后逐渐增加，练习时以不痛或轻微疼痛为度，防止因功能锻炼不当而产生疼痛、骨折再移位等不良后果。

3. 对损伤或骨折早期，有碍病情恢复的动作，必须加以限制，如尺桡骨双骨折的前臂旋转活动，脊椎骨折的前屈功能锻炼，可造成骨折畸形变位，影响骨折愈合。对损伤后期已有关节僵硬或功能恢复较差者，应配合熏洗药疗法及推拿按摩等，以加速功能的恢复。

# 第五章 骨 折

## 第一节 概述

骨折是指因外伤使骨的完整性和连续性遭到部分或完全的破坏而言。在生产劳动、日常生活及各种运动中均可发生。

### 一、骨折的原因

1. 直接暴力

骨折发生于被外力直接打击的部位，如打伤、压伤、枪伤、炸伤及撞击等。由这类损伤引起的骨折常为横形或粉碎性，在骨折处常有较严重的软组织损伤或开放性伤口，故亦多为开放性骨折。

2. 间接暴力

骨折不发生在直接受到外力所打击的部位，而在其他部位。即外来暴力首先接触某一部位，然后传达到另外某处骨组织而发生骨折，如由高处摔下，臀部着地，引起的腰椎压缩性骨折。或跌倒后手部着地而引起的肱骨髁上骨折等。

3. 疲劳

其发生原因为骨骼处过度疲劳，犹如金属棒在长期颤动后发生折断一样，最常见的是长途跋涉引起的跖骨疲劳性骨折。

## 二、骨折的分类

1. 按照骨折端是否与外界相通分

（1）闭合骨折：骨折端不与外界相通，一般比较单纯。

（2）开放性骨折：骨折后骨折端与外界直接或间接相通，一般伤情比较复杂，容易招致感染。

2. 按骨折的形状分

（1）完全骨折：骨折通过骨膜及全部骨质，使骨折断端完全断开者。完全骨折又分为以下四种类型。

横断骨折：骨折线与骨纵轴成垂直或接近垂直者。

斜形骨折：骨折线与骨纵轴斜交。

螺旋骨折：骨折线呈螺旋形状，多由旋转外力所致。

粉碎骨折：骨折断端间碎裂成三块以上者。

完全骨折除上述四种类型外，还有撕脱骨折、凹陷骨折、压缩骨折、嵌入骨折等。

一般横断骨折、嵌入骨折比较稳定；斜形骨折、螺旋骨折、粉碎骨折不稳定。

（2）不完全骨折：即仅部分骨质失去其完整性，如裂纹骨折及儿童的青枝骨折等。

3. 按骨折前骨质是否正常分

（1）外伤性骨折：即外力所致的正常骨骨折。

（2）病理性骨折：因骨质不健全，受轻度外伤后即发生骨折。此类骨折主要原因是骨本身的疾病。

## 三、骨折的诊断

受伤后，如发现肢体有较明显畸形、异常活动或骨擦音，即是确定完全骨折的可靠依据。畸形是由于外力、肌肉收缩或搬动等造成肢体的成角，短缩或旋转状态，可经观察、测量发现；异常活动和骨擦音在搬动或检查时可偶尔被发现，但不可故意做这两项检查，以免加重损伤。

一些轻度骨折，没有异常活动或骨擦音，畸形不严重或无畸形，但有比较明显的固定压痛点和叩击痛，临床上应仔细检查方能诊断准确。

骨传导音减弱，对长管骨骨折的诊断有较大的意义。检查时，将听诊器置一骨端，再用手指轻轻叩击另一端，与健侧对比，可发觉骨折后骨传导音减弱。检查时应在伤肢和健肢相应部位做对照，两侧叩击力量应相等。

X光检查可以确诊，不仅可以发现骨折影线，并可了解骨折的特点、性质和移位情况等。

## 四、骨折并发症

1. 休克

骨折后伴有大量失血，或因剧烈的创伤疼痛均易发生休克，此时在诊断和处理中，一定不可忽视对休克的防治，以免造成不应有的不良严重后果。

2. 血管损伤

火器损伤所致骨折容易合并血管损伤，尤其是动脉损伤。动脉损伤时，其末梢动脉搏动减弱或消失，肢体远端发麻、发凉、苍白、伤肢剧痛等。钝性伤及血管而造成血管栓塞，亦可以出现以上症状，应当采用一切紧急有效措施。

3. 神经系统损伤

颅骨骨折合并颅脑损伤常有意识障碍，脊柱骨折合并脊髓损伤可发生截瘫，四肢骨折合并周围神经损伤能引起感觉和运动障碍等。

4. 内脏损伤

骨盆骨折常合并膀胱、尿道和直肠的损伤，肋骨骨折，应注意有无血胸、气胸、肝脾破裂等。

## 五、骨折常见移位

成角移位：两骨折段之轴线交叉成角。

侧方移位：下骨折端移向侧方。

缩短移位：两骨折端重叠或嵌入，伤肢缩短。

旋转移位：两骨折端围绕骨的纵轴而旋转。

分离移位：骨折上、下端相互分离，使骨折线间隙增大，伤肢变长。

这五种移位在骨折病例中可以单一存在，但亦可以几种移位同时存在，这就使骨折情况变得较为复杂，除成角移位外，皆在完全骨折中才有可能发生。产生分离移位，给骨折的治疗会带来一定困难，因分离后使骨折断端不能相接触，有造成骨折迟缓愈合或不愈合的可能，所以临床上要特别注意，避免造成分离移位。

## 六、骨折的治疗

在骨折治疗中要有整体观念，即"局部与全身整体并重"。骨折局部情况越严重，越要注意全身情况，如有大出血、休克及重要脏器损伤切不可只顾处理骨折而忽视了抢救生命的治疗。在骨折后搬动转运的过程中，必须将骨折作临时固定，以防骨折再移位及骨折断端刺伤血管和神经。

骨折的治疗主要包括整复、固定、药物和功能锻炼等四个方面，具体方法见第四章治法中分述。

影响骨折愈合的主要因素：骨折复位不良或复位后固定欠妥，无保护下过早负重，在骨折远近断端之间发生重叠、旋转及成角畸形，未能及时矫正而愈合者为畸形愈合。骨折经过处理，其固定时期已超过同类骨折愈合所需的最长时间，而骨折处所产生的骨痂，仍然不能把骨折端坚强地连在一起，骨折端的骨质吸收疏松，边缘模糊，甚至呈囊性改变，骨折间隙有纤维组织，临床上有异常活动、疼痛、肿胀及局部有微热者为迟缓愈合。所产生的骨痂稀少，或完全缺无，骨折端萎缩光圆，髓腔封闭，骨质硬化，断端分离，肢体活动时虽有假关节现象而疼痛并不明显者，为骨折不愈合。

影响骨折愈合的原因很多，可归纳为客观和主观两类。

1. 客观因素

（1）年老，一般体质较弱，修复能力低。

（2）骨折局部因解剖学关系，血运不良，如股骨颈、腕舟骨、距骨、胫骨中下 1/3 等。

（3）骨折部大都病变严重，如严重粉碎骨折，缺损骨折及周围软组织破坏严重的骨折。

（4）骨折断端间夹杂软组织。

（5）引起骨折的暴力特殊，如触高压电所造成的骨折。

2. 主观因素

（1）复位不良，骨折端接触不够或成角畸形。

（2）牵引失当或过度。

（3）固定不良或不足。

（4）不合理的早期运动。

（5）误用切开复位手术。

（6）金属内固定器材质量不佳或使用不当。

（7）伤口感染。

因此，在处理骨折时，首先要尽到主观努力，避免因处理不当而影响骨折愈合。进而改善治疗措施，纠正或补救不利于骨折愈合的客观因素。中西医结合疗法是在适当麻醉下，采用：①早期无损伤（或少损伤）的手法复位。②合理有效的局部外固定。③积极适当的功能锻炼等措施来处理骨折。使骨折愈合速度加快，骨折不愈合率大大降低。即使某些愈合缓慢的病例，仍可及时的改进固定方法，延长固定日期，采用适当的功能锻炼，争取骨折愈合。除非从临床检查及 X 光表现，骨折已到了完全不愈合的程度，一般不要过早地采取手术治疗。外固定时间的长短，仅表明骨折是按期愈合，还是迟缓愈合，而不能当作决定骨折不愈合的依据。

现将常见成人骨折的临床愈合所需时间列表如下，以供参考。（见表1）

表 1 成人常见骨折临床愈合日期参考表

| 上肢 | 时间（月） | 下肢 | 时间（月） |
|---|---|---|---|
| 锁骨骨折 | 1～2 | 股骨颈骨折 | 3～6 |
| 肱骨外科颈骨折 | 1～1.5 | 粗隆间骨折 | 2～2.5 |
| 肱骨干骨折 | 1～2 | 股骨干骨折 | 2～3 |
| 肱骨髁上骨折 | 1～1.5 | 胫腓骨干骨折 | 2～2.5 |
| 尺桡骨干骨折 | 1.5～2 | 踝部骨折 | 1～1.5 |
| 桡骨下端骨折 | 1～1.5 | 跖骨骨折 | 1～1.5 |
| 掌、指骨骨折 | 0.5～1 | 跟骨骨折 | 1.5～2 |

# 第二节　上肢骨折

## 一、锁骨骨折

锁骨骨干细而长，呈双弯状。内侧半段前凸，外侧半段后凸，其交界处易发生骨折。幼儿尤为多见。跌倒时掌心触地，或肩外侧直接触地所产生的传达暴力，为造成骨折的主要原因。直接暴力或肌肉牵拉引起的骨折少见。

幼儿患者所发生的骨折，多为横断型或青枝型。骨折断端向上成角，呈弩弓状。青壮年或老年人发生骨折时，多为横断型，偶为斜型或粉碎型。

骨折好发于锁骨中段，骨折断端除重叠移位外，其典型移位为：内侧骨折端因受胸锁乳突肌牵拉向上、向后移位，外侧骨折端主要因上肢重力的牵引而向下移位。

粉碎骨折的骨折片向下、向内移位过多时，可压迫或者刺破血管。碎片向前、向上移位时，可顶破皮肤形成开放性骨折。均较少见。

## （一）诊断

锁骨骨折后，患者为了减轻疼痛而采取一种保护性姿势，头偏向患侧，下颌转向健侧，健侧手托住伤肢。锁骨全长位于皮下，位置表浅，故局部肿胀，压痛均较明显，而触到移位的折端，有时可见异常活动，根据上述典型姿势及检查所见即可确诊。

在幼年患者中，因年幼而不能自诉其疼痛部位。且锁骨部位脂肪较多，无明显的局部畸形，易被忽视。但仔细观察，仍可见到典型的保护性姿势，在穿、脱衣服时伤肢拒绝活动，若用双手从腋下托抱患儿时，患儿啼哭。必要时可作X光检查。

## （二）治疗

1. 复位及外固定

对于无移位骨折、横形骨折重叠移位畸形、成角畸形或小儿青枝骨折是可以用手法复位和外固定治疗的。

复位时，患者取坐位，双手叉腰，拇指在前，嘱患者两肩后伸挺胸，一助手立于患者背后以膝抵住患者两肩胛间，两手把住两肩部向后上方用力牵拉（此法能使下陷的远折端向上提以纠正重叠移位）。医者立于患侧前方，用手指提按骨折端直至骨折对位。如远折端下陷向前移位明显，上法不能复位时，医者可将一前臂置患侧腋下，用力向外上方提拉肩部，使远折端向上显露，另一手可采用提按捏手法，使远近端对合，然后保持在两肩高度后伸，挺胸位进行固定。无移位稳定型骨折无须复位，直接固定即可。

固定时，在锁骨断端上下各置一条分骨棒，骨折近端常因胸锁乳突肌牵拉而向上移位，可在局部放置一块小加压板，用胶布条粘贴固定，然后将一S形杉皮板置于断端上方，压在加压板上，以数条胶布粘贴紧，于两腋下加棉垫保护后，用绷带行双肩后"∞"字包扎固定，最后用4厘米×40厘米的胶布条从背部经"s"形杉树皮板至胸前粘贴加强固定，将患臂屈肘90°悬吊于胸前。患者不能侧卧，平卧时可在肩胛间垫一小薄枕，以保持挺胸伸肩，防止整复后移位。一般固定3～4周，待骨折临床愈合后去除固定，加强功能锻炼。

2. 切开复位内固定

锁骨不是主要承重骨，一般情况下，即使骨折移位较复杂、手法复位不理想而发生骨折畸形愈合，对患者的功能恢复也没有较大障碍，一般不需要手术治疗。对成人锁骨骨折分离移位严重的，不易手法复位和外固定患者，可施行切开复位内固定治疗，内固定可用钢板或用钢针加钢丝等。术中注意不要损伤锁骨下神经和血管。

## （三）医嘱

外固定患者，下地活动时要保持两手叉腰，挺胸，防止腋下压力增大而损伤腋下血管和神经。患者仰卧位背心垫一薄枕或毛巾，禁止侧卧，以防骨折重叠移位。不适随时复诊。

## 二、肱骨外科颈骨折

肱骨外科颈骨折多为间接暴力所致。以老年人或壮年人为多见。根据外力作用及移位情况不同，临床上可分为嵌入型、内收型、外展型三种，以外展型为多见。骨折后患肩肿胀疼痛剧烈，皮下可见瘀斑，患肢不能抬举，肱骨大结节下有明显压痛及纵向叩击痛。有移位的骨折，可触及异常活动或骨擦音，量诊可见患肢缩短，肩部外观膨隆饱满，应注意与骨关节脱位相鉴别，X 光检查可明确诊断。嵌入型骨折可见骨折端互相嵌插，多无明显移位。内收型骨折可见骨折下段内收，上段外展，向外侧成角，两断端可在内侧互相嵌插，外侧分离。外展型骨折与内收型则相反，骨折下段外展，上段内收，向内成角，在外侧两断端可互相嵌插而内侧分离。

1. 手法复位

（1）嵌入无移位骨折：骨折移位不明显或仅有轻度成角者，不必手法整复。血肿较甚者可先外敷消肿镇痛膏，在上臂的内、外、前、后各放一块杉皮板包扎固定，然后将前臂屈肘 90°，悬吊于胸前 4~6 周，尽早进行肘、腕关节功能锻炼，3 周后可开始肩关节的功能锻炼。

（2）移位骨折：患者取坐位或卧位，一助手用布带绕过其腋窝（腋窝加棉垫保护）向上提拉肩部；另一助手握住肘部，使患肘屈曲 90°，前臂置中立位，沿肱骨干纵轴方向进行对抗牵引。术者应根据骨折的不同类型，采用不同的手法整复。

①　外展型骨折：助手应先做外展牵引，顺势将骨折端重叠拉开后，术者用两拇指抵住骨折近端的外侧，用力向内推挤，其余四指握住远端的内侧，用力向外侧端提，同时令助手在牵引下将上臂肘部内收，迫使骨折对位。

②　内收型骨折：助手应先作内收牵引，顺势将骨折端重叠拉开后，术者两拇指抵住骨折部外侧高凸处用力向内推压，其余四指抱住远近折端的内侧用力向外反折，同时令助手在牵引下将上臂外展，迫使骨折对位。

③　若骨折合并有向前成角未纠正者，术者可用双手拇指抵住骨折部位向前突出处，其余四指环抱上臂，令助手在牵引下徐徐将上臂前屈，同时术者用力向后推按骨折骨凸处，直至成角得到纠正。

若肱骨头外展、外旋、重叠较多，上法不能复位时，可改用过顶手法。一助手用布带穿过患侧腋窝于对侧肩外上方做反牵拉，另一助手握住肘部与前臂，逐渐外展外旋牵拉，待骨折断端重叠纠正，医者将双拇指置于上臂内侧抵住骨折远端，其余四指环抱上臂肩部外侧，扣压近折端，与此同时，牵拉肘臂的助手可加大外展、外旋、前举直至复位。然后医者以手固定骨折部，将肘屈曲90°，逐渐放下置于胸前，根据骨折对位的稳定情况，固定后可安放在外展固定架上。

2. 夹板固定

复位后可在助手维持牵引下进行固定。根据骨折的不同类型及移位方向，在单肩"∞"字形绷带包扎法下，先安放加压板，如外展型骨折分别在骨折近端前侧、外侧及远折端的后侧，各放一加压板，远折端的内侧加放一加压棉垫，以绷带缠绕（或在内侧板上端用棉垫做一蘑菇头样），然后再将三块塑形杉皮板安放在上臂肩部的前、后、外侧，内侧放一杉皮板，使之紧贴加压板垫的外方，依次包绕固定，最后将四块杉皮板分别固定在上臂的 4 周，其前、后、外三块杉树皮板须超过肩关节（超肩部板须塑形，并用胶布粘贴固定）。然后将患肘屈曲 90°，悬吊于胸前。一般固定 4~6 周。内收型骨折固定方法同上。唯固定后须将患臂安放在外展固定架上。

### 三、肱骨髁上骨折

肱骨髁上骨折多发生于 10 岁以下儿童。因暴力来源方向不同，临床上可分为伸直型、屈曲型两大类，以伸直型为多见。根据骨折远端侧方移位的不同，又可分为尺偏型和桡偏型。骨折后肘部肿胀、疼痛、活动障碍，甚者皮下出现瘀斑，肱骨髁上明显压痛，可触及骨擦音及异常活动，患肢常呈现肘半屈、前臂旋前，肘部向后突出畸形（外观与肘关节后脱位相似，但肘三角关系正常，应注意鉴别）。X 光检查对明确诊断及分析骨折类型有重要意义。骨折严重错位可压迫或损伤周围的神经、血管，出现患腕、手指功能及皮肤感觉的异常，桡动脉搏动减弱或消失，应注意检查，早期发现，及时处理，以免造成前臂缺血性肌挛缩的严重后果。

### （一）治疗

1. 手法复位

患者取坐位或卧位，一助手握住上臂，另一助手握住前臂及肘部，在患肢手心朝上肘微屈的情况下，两助手作拔伸牵引。待断端重叠旋转移位纠正后，术者根据骨折移位情况，先纠正侧方移位，可将双手掌根或双拇指分别置于远近断端的内外侧，作对向用力挤压；与此同时，牵拉肘前臂的助手可略将肘关节伸直，如尺偏型可将前臂向桡侧外展；如桡偏型可将前臂向尺侧内收，以矫正骨折的侧方移位，然后，在助手维持牵引下，术者下蹲，对伸直型骨折，术者将两手四指环抱骨折的近折端向后扣压，两拇指顶住远折端用力向前推挤，此时，远端助手在牵引下将肘关节屈曲至90°。对屈曲型骨折，术者可将双手四指环抱于肘窝骨折远近端，用力向后扣压；两拇指抵住骨折近折端，用力向前推挤；而牵拉远端的助手徐徐将肘关节伸直，此时常可感觉骨折复位的摩擦音。

2. 夹板固定

整复后，检查骨折对位满意即可进行固定。固定时，在助手维持复位及牵引下，根据骨折的类型和移位的方向，先将矫正垫用胶布固定在夹板的相应部位上。为了将肘关节稳妥固定成90°位置上，所以将内侧上臂和前臂夹板用胶布固定做成一90°直角夹板。然后，对称放好外侧、内侧、后侧及前臂臂侧夹板，绷带包扎。松紧合适。固定后，前臂悬吊胸前，留患者观察一个半小时，如血运畅通，无神经压迫症状。才能让患者离去。

## （二）医嘱

1. 睡时注意患肢体位，不要随意搬动伤肢，卧时垫高肘部（与肩同高），前臂置于腹部，3~4天复诊，X光观察骨折对位情况并调整固定松紧度。

2. 应注意患肢血运情况，观察患肢肤色和疼痛情况。嘱患者经常作握拳活动。

## 四、桡骨下端骨折

桡骨下端骨折是常见的骨折，以青壮年，老年人为多见，骨折后远端多向背、桡侧移位而呈现典型的餐叉状畸形，称"伸直型骨折"。此型骨折常合并尺骨茎突骨折及下尺、桡关节脱位。亦有少数病例，因暴力方向与之相反，致远端连带腕骨向桡侧、掌侧移位，称"屈曲型骨折"。

### （一）治疗

1. 手法复位
患者取坐位或仰卧位。
（1）伸直型骨折合并下尺桡关节脱位者。患肢前臂取中立位，一助手握住前臂上段，另一助手持握患手拇指及其他四指，作对抗牵引。待重叠纠正后，术者立在患者外侧，将两拇指并置压在骨折远端的背侧，余指抵住近折端的掌侧。相对用力抵压。同时，令持远端的助手在牵引下迅速将腕关节尺偏，以纠正骨折的桡背侧移位。然后，将腕关节回复到原位，在助手牵引及腕关节尺偏的情况下，术者先端提骨折近折端，而后将两手掌根分别抵于尺、桡骨茎突部，向中心对向挤压，以纠正远折端向桡侧移位及下尺桡关节脱位。若尚有残余向背侧移位，可在牵引下，术者两拇指分别置于远近端的掌背侧，对向挤压，一般均能达到满意对位。
（2）屈曲型骨折：前臂取中立位，由两助手行对抗牵引，术者两拇指由掌侧将远折端推向背侧，余指在背侧扣压近折段向掌侧，此时，令牵引远端的助手将腕关节上提背屈，使屈肌腱紧张，防止复位的骨折片移位。如桡侧移位尚未纠正，术者可在牵引下，一手捏住骨折部，并向尺侧推挤，另一手拇指、食指在骨折近段作分骨状，并提拉近端向桡侧，以纠正桡侧移位。

2. 固定方法

（1）小夹板固定，整复后，在助手维持牵引下用绷带松松包缠，根据骨折移位方向放好矫正垫（也可在复位前先将矫正垫用胶布固定在相对应的夹板上）。采用医用商品小夹板扎带固定法。伸直型骨折时，先以三个平行垫分别置于骨折远端背侧，桡侧及近端掌侧，（如合并下尺桡关节脱位者，可在尺骨茎突尺侧多放一个平行垫）。而屈曲型骨折则将平行垫分别置于远端桡侧，掌侧及近端背侧，用小夹板四条扎带固定（内衬绷带要松松缠绕，以免血运障碍）。扎带要松紧适宜。

（2）石膏板固定：整复前，先将石膏绷带做成超腕关节夹板2块备用。整复后，在双助手牵引下，医者将石膏夹板浸泡后，放好内衬垫，将石膏夹板放在前臂掌背侧，取中立位，然后，将绷带松紧合适缠绕，并塑形。观察两小时，患者方能离开。

（二）医嘱

1. 嘱患者注意观察患肢血运情况，如患手指颜色紫暗，或发白，且疼痛剧烈，应立即找骨伤科医生急诊，或将固定夹板扎带调整松紧度。

2. 固定后患手指即可坚持做握拳活动，固定后 1 个月内患肢前臂不宜做旋转活动。

# 第三节　下肢骨折

## 一、股骨颈和粗隆间骨折

股骨颈和粗隆间骨折多发生于老年人。由于老年人肝肾虚衰，骨质疏松，即使轻微的外伤（如跌倒时髋部外侧着地或患肢突然扭转），都可引起骨折。股骨颈骨折可分为头下部，颈中部及颈基底部骨折三种。骨折线与水平线形成的角度越大，骨折越不稳定。由于股骨颈头下部及颈中部骨折，血运较差，骨折不易愈合，常造成患肢残废，且易发生一些危及生命的并发症，应特别注意，股骨颈基底部及粗隆间骨折，由于该处血运较好，愈合率较高，预后较好。

骨折后，患侧髋部疼痛，肿胀，患者不能站立行走，卧位患肢不能抬起，患肢缩短，呈半屈曲、内收和外旋畸形，患侧大粗隆向上移位，叩击跟部及挤压大粗隆可引起骨折处疼痛，股骨颈骨折于腹股沟处压痛明显，粗隆间骨折于大粗隆处压痛明显。完全性骨折可触及骨擦音及骨异常活动，不完全骨折或骨折后有嵌插者，患肢尚可短时地站立跛行，或骑自行车时下肢畸形不明显，诊断时应加以注意，X 光检查能明确诊断，并可明确骨折类型。

1. 对无移位的股骨颈及粗隆间骨折或嵌插骨折，一般不采用手法整复，只需固定即可。固定方法各家不尽相同，有夹板固定的，也有不倒鞋加沙袋固定的，也有石膏绷带固定的，还有皮牵引固定的。根据我们多年的临床经验采用骨牵引疗效最好，其方法是：患侧下肢放在勃朗氏架上做胫骨结节骨牵引，牵引重量为患者体重的 1/12，患肢呈外展 40°中立位。牵引时间一般为 3 个月，辅以中药内服，促进骨痂生长骨折早期愈合。

2. 有移位的股骨颈及股骨粗隆间骨折，应手法复位。整复时，一助手按压双侧髂前上棘，固定骨盆，医者站立患侧，将一手肘部托其患肢膝部向上端提大腿，另一手握其小腿部，将髋、膝关节屈曲 90°~100°，然后内收外旋位逐渐用力牵引，将缩短移位拉下，听到复位响声后，再在牵引的同时，将患侧下肢逐渐内旋外展呈 30°~40°中立位，放置在事先准备好的勃朗氏架上，令一助手握住足踝处做临时牵引固定。然后，医者在护士的配合下，做胫骨结节牵引手术。牵引重量为患者体重 1/12，一般为 3~5 千克。在牵引期间，医者需经常检查患者全身情况和患肢牵引对位情况。90 天后拍 X 光片检查，如骨折已临床愈合则解除牵引，先在床上锻炼半月后，再下地扶拐杖行走锻炼。

3. 对陈旧性，迟延愈合或不愈合的股骨颈骨折，可考虑早期手术治疗。

根据作者多年临床实践经验，对于股骨颈或转子间骨折患者，无论是手术治疗还是非手术治疗，都需要作 3 个月的牵引，因股骨头血运来源较少，此处骨折因其主要血运来源被破坏。骨折后由于肌肉的牵拉，使股骨头受压，软骨受损，血运更差，故而牵引以减轻股骨头和软骨的受压，相对改善股骨头血液循环，也就减少了日后所发生的股骨头缺血性坏死的发生。这个问题很容易被忽视，因此，股骨头缺血坏死率很高。

## 二、股骨干骨折

股骨干骨折是指股骨粗隆以下至股骨髁上而言，多见于儿童与青壮年。因骨折部位不同，临床可分为上 1/3 骨折，中 1/3 及下 1/3 骨折。骨折后局部肿痛，成角畸形，患肢短缩及有明显骨擦音。因为骨折发生的平面与肌肉的牵拉不同，所以，骨折移位亦有不同，一般上 1/3 骨折，近端多向前屈、外展、外旋畸形。远端则向后、向上、向内移位。中 1/3 骨折时多向前、外成角畸形或重叠。而下 1/3 骨折则远段多向后倾斜或向后成角移位。因大腿部肌肉丰厚，牵引力强，故在股骨干骨折的治疗上，应针对骨折的部位、移位情况及患者年龄、肌力状况，做具体分析与处理。对移位不多或肌力较小，用手法牵引即可纠正重叠者，可行徒手复位法及多层小夹板固定。此疗法最适合儿童股骨骨折。因儿童生长代谢能力强，只要对线好，即便移位或重叠也可恢复正常。对于成年人股骨干骨折一般需要做骨牵引或使用自身牵引固定器作固定，或手术治疗。

1. 手法整复

患者取仰卧位，一助手按压固定骨盆，另一助手持握患肢膝踝部，先顺其体位进行拔伸牵引，待重叠纠正后，将肢体旋转至中立位，以纠正远折端的旋转畸形。然后，根据不同部位骨折的移位情况及特点，采用不同的手法进行复位。

（1）上 1/3 骨折，牵拉远端的助手，在牵引下将患肢抬高，外展 45°，略加外旋屈膝，术者一手掌置于远折端的内后方。另一手掌置于近折端的前、外侧，对向挤按或端提，使骨折断端对位。

（2）中 1/3 骨折，宜外展位牵拉，术者两手掌分别置于骨折端的上、下或左、右，采用挤按、折顶等手法，矫正畸形，使断端对位。

（3）下 1/3 骨折，牵拉远端的助手将患肢屈膝 60° ~ 80°，并牵引股骨下端，术者两手拇指按住近折端前侧，用力向后推挤，其余四指放于腘窝部的远折端，从后向前用力端提，纠正前后移位。然后，术者将双手掌分别置于骨折端的内、外侧，对向用力挤按，矫正侧方移位，使断端对合。

2. 小夹板固定方法

骨折经整复后，在两助手维持牵引下，骨折部采用四块小夹板固定法。四块夹板必须长短宽窄合适，夹板之间要有 2~4 厘米间隙，以利血液循环，夹板上缘至髋关节边缘，下缘至膝关节上缘，分前、后、内、外四块。根据骨折的移位情况，先放好矫正垫，然后再放置四块夹板，在助手固定下，分别用四根扎带绕两圈打结（手术结），松紧合适，一般以上、下移动 1 厘米为度。再在内、外、后三方用三块超髋、膝、踝关节长夹板用绷带缠绕固定。此法只适合小儿患者。

3. 牵引加小夹板固定法

一般成年人用胫骨结节骨牵引或股骨髁上骨牵引，在严格无菌操作下进行，在重叠移位较大的情况下，则先加重快速牵引 24 小时，待重叠骨折端拉下后再进行手法复位及小夹板固定。小儿一般用皮牵引，操作程序同上。复位后用维持重量牵引，固定后须作 X 光拍片检查，以观察对位情况。现代医院对成年人股骨干骨折一般都采用手术开放复位内固定治疗。但是，小儿股骨骨折不宜开放手术治疗。

### 三、胫、腓骨骨干骨折

胫、腓骨骨干骨折常见于儿童与青壮年。骨折多发生于中、下 1/3 交界处，其中以胫骨骨折为最常见，双骨骨折次之。单纯腓骨骨折最少。直接暴力引起的骨折多为横折、短斜折或粉碎性骨折，骨折线多在同一平面。扭转间接暴力所引起的骨折，多为长斜形或螺旋形，骨折线多在不同平面。骨折后具有一般骨折症状，患肢功能丧失，纵向叩击跟部，骨折处疼痛加剧。如出现足下垂，不能背伸，足背外侧麻木等，多为腓总神经损伤，应注意鉴别。

1. 无移位的胫、腓骨骨干骨折，不必手法复位，局部以小夹板固定 6~8 周，至骨折临床愈合，可解除固定，或石膏夹板固定亦可，固定期间需加强股四头肌和足趾功能锻炼。

2. 有移位的骨折，应以手法复位。复位时患者取仰卧位，一助手握住膝上部，另一助手握住跟部，沿胫骨纵轴作拔伸牵引，先纠正重叠及旋转移位，待重叠拉开后，术者再根据骨折类型及移位方向，采用不同手法进行复位。如中 1/3 骨折，一般骨折近端易向前、向内移位，远折端向外，向后移位。整复时，在对抗牵引下，术者将两手拇指放置在近折端的前侧，向后、向外方向按压，余四指环抱于远折端的后侧，用力向前、向内侧端提，使远近端对合，若尚有残余内、外侧移位，术者可将掌根抵住近折端内侧，一手拇指置于远折端前外方，挤压骨间隙，将远折端向内侧推挤，以纠正侧向移位。然后，术者固定骨折端，在牵引下，令牵拉足部的助手将患肢轻轻地内外旋转动或上下摇摆，使折端紧密接触，完全对位。

3. 固定方法

整复后，在助手维持牵引下，采用 5 块小夹板固定法。先将矫正垫根据骨折移位情况放好。如为胫、腓骨双骨折，应于胫、腓骨骨折线之前外侧部置一分骨棒，以绷带缠绕，注意绷带不要紧，以免影响血液循环，然后再放好 5 块小夹板，由助手固定，分别扎好 4 根扎带，松紧合适，注意内、外、后侧夹板必须超过踝关节。固定后第 2 天即可作足趾背伸锻炼，直至骨折愈合后解除夹板固定，并加大功能锻炼。

对于某些不稳定性骨折或某些开放性骨折病人，必要时先行跟骨牵引，待重叠拉开后再行夹板固定，或手术开放复位内固定治疗。

## 四、跟骨骨折

跟骨骨折常因高处跌落，跟骨首先着地所致，以青壮年及老年人为多见。骨折后跟部肿胀，青紫瘀斑，跟部两侧压痛明显，跟部较正常宽，严重骨折时可见明显畸形，足跟不能着地。X 光检查可进一步了解骨折的类型及严重程度。

1. 无明显移位的跟骨骨折，不需复位，局部肿痛甚者，可先外敷消瘀镇痛膏，将患肢抬高，待肿痛减退后可改敷四虎膏，跟骨内外侧以杉皮板加压垫绷带包扎固定 5～6 周即可。

2. 有移位的骨折，应以手法复位。复位时，患者取仰卧位，屈膝 90°，一助手固定小腿部，术者一手握住足跗部，一手托住跟部，拇食二指捏住跟腱两侧，拔伸牵引后先将踝关节背屈，左右摇晃，后跖屈，以纠正关节内交错。然后令一助手牵拉足部，尽量跖屈，术者二拇指在跟腱两侧用力向下推挤向上移位的骨折块，最后术者两手四指交叉置于足底，用两手掌根部叩挤跟骨两侧，以纠正跟骨体向两侧增宽。在叩挤同时，尽量向下牵拉跟骨，以恢复正常之跟距结节关节角。复位满意后以长石膏夹板绕足底两侧固定。固定后第 2 天即可作足趾背伸屈活动，早期可扶拐不负重活动，6～8 周 X 光检查确认临床愈合后，可解除固定，配合中药熏洗，逐渐下地负重锻炼。

# 第四节　躯干骨折

## 一、肋骨骨折

肋骨骨折多见于成年人。直接暴力打击，骨折多发生在受打击部位，间接暴力常由于前后挤压而使肋骨断在腋中线，多发生在第 4～7 肋骨。强烈的咳嗽，打喷嚏亦可偶发骨折，多发生在年老体质虚弱者。骨折可以单发、多发或一骨双折。一般骨折后，患侧胸部疼痛，深呼吸、咳嗽、喷嚏和转侧活动，可牵掣骨折处疼痛加剧，局部可出现瘀斑、微肿，压痛点明显，有时可触及骨擦音，两手前后或左右挤压胸壁，可引起骨折处剧痛。多根肋骨骨折时胸廓可见凹陷畸形，病人出现吸气时凹陷，呼气时凸出的反常活动。暴力严重常合并内脏损伤，造成气胸、血胸等并发症，病人可出现休克、气急、喘咳、咯血、呼吸困难、胸壁肿胀，触摸有捻发音等症状，可危及生命，应注意鉴别诊断与抢救。X 光检查可以进一步了解骨折的情况，以及明确有无胸内并发症存在。但无移位的骨折和个别部位 X 光不易显示出骨折者，只要临床上体征明显，即应按骨折处理。

1. 一般无明显移位的肋骨骨折，不需手法整复。患处外敷消肿活血止痛膏，用护腰带固定胸部即可，注意松紧合适。或用胶布叠瓦状固定，在呼气时固定，注意胶布不能封口，以免呼吸困难。

2. 对有移位骨折需手法整复。整复时取坐位，患者两手抬起，手指交叉放于后枕部，一助手将膝顶住患者肩胛间，双手按住患者两肩徐徐向后扳拉，使其挺胸，另一助手用手掌下压腹部，术者立于患侧，一手握其手臂使身体向健侧倾斜，一手将拇指或手掌根按于骨突处，令患者在深吸气时用力咳嗽，使骨折凹陷端鼓气，术者下压骨突处，注意此动作须同时进行，使骨折平复。整复后术者用手固定骨折端，伤处可外敷消肿活血止痛膏，并用较薄杉皮弧形小夹板用胶布固定，外面再用护腰带固定之，其方法同上。

3. 药物治疗

（1）骨折初期瘀阻气滞，胸肋疼痛，咳嗽及深呼吸加重，以祛瘀活血、理气宽中止痛为主，方以复元活血汤加郁金、元胡、杏仁、厚朴、桔梗等。

若症见胸闷、气急、咳嗽痰多、呼吸掣痛、脉弦滑者，以宽胸化痰、理气活血为主，方用瓜蒌枳壳二陈汤加桔梗、杏仁、川贝、郁金等。

若喘咳、咯血或痰中带血，可冲服三七白及散（三七10克、白及18克，共研细末），每次3克，每日3次。

（2）损伤中期可内服活血祛瘀、接骨续筋中药汤剂，如当归、赤芍、白芍、川芎、郁金、元胡、骨碎补、续断、杏仁、厚朴、伸筋草、云苓、丹皮、广香、甘草等，便秘加大黄。

（3）损伤后期以补益气血，强筋壮骨为主，内服八珍汤、补中益气汤或归脾丸等。

4. 固定2~3周后，疼痛减轻，可鼓励病人进行深呼吸或做气功锻炼，以善其后。

## 二、胸腰椎骨折

脊柱是内脏的支持和保护器，是负重、运动、吸收震荡和平衡身体的主要结构。它有四个生理弧度。颈椎和腰椎向前凸，胸椎和骶椎向后凸。胸腰椎交界处位于人体的中心，活动范围广泛，外力易于通过脊柱的屈曲作用，使椎体互相挤压而成楔形骨折，临床上称为压缩性骨折。严重者可在骨折同时发生脱位，造成脊髓受压或损伤，出现部分或完全截瘫。

脊柱压缩性骨折均由传达暴力所引起。患者由高处坠下，身体呈屈曲状，臀部或双足着地，上身体重的冲力使脊柱骤然过度前屈。重物由高处落下，打击患者肩背部，在同一原理下，亦能引起脊柱屈曲性压缩骨折。骨折不是在暴力与脊柱接触部位，而是发生在接触部位的上或下。胸腰段椎体是生理弧度前后屈曲的转折点。也是少活动的胸椎与活动的腰椎的交界处。因而绝大多数压缩骨折都发生在第 11 胸椎至第二腰椎之间。由于病人受伤时的体位和暴力作用的方向不同，所造成的损伤也有所区别。当脊柱已在屈曲位受伤，暴力比较平均的传达到几个椎体之间，可同时使 2~3 个椎体压缩，而以承受压力最大的第一腰椎最显著。反之，当脊柱在中立位受伤时，暴力可使脊柱突然极度屈曲，则骨折多局限于一个椎体，形成较明显的压缩，甚至粉碎。另外，暴力的方向和脊柱本身形成的角度，也能影响椎体损伤的病理变化。暴力与脊柱有前后成角时，可发生骨折脱位。暴力与脊柱有左右成角时，可同时发生侧面压缩骨折。

## （一）诊断

凡有典型外伤史，主诉有背部疼痛者，应首先考虑椎体压缩性骨折。系统检查肿胀、触痛，以及后突畸形部位，而后摄正、侧位 X 光片以明确诊断。

脊髓神经检查，主要根据损伤节段平面以下的感觉、运动障碍，一般通过检查痛觉、触觉的消失范围，运动的丧失范围，肌张力的增强与减弱，腱反射的亢进，减退或消失，有无病理反射的出现，作出分析。肌张力增强、腱反射亢进并有病理反射出现时，属于硬瘫，否则属于软瘫。

### （二）治疗

1. 单纯压缩性骨折

（1）复位：患者俯卧位，两助手分别将患者两腋下挽住向上对抗牵引，另两助手握住患者双下肢向下牵拉，术者站立患者侧方，双手掌根重叠按压患椎棘突处，徐徐用力向下按压，同时令牵拉下肢两助手相互配合，用力均匀。徐徐加大力度牵拉，并逐渐向上抬起，使肢体向后反屈，术者向下按压，以患者能耐受为限度，此时即可复位，然后慢慢放松，协助患者慢慢仰卧，腰部垫枕，枕高以患者能尽量忍受为限。患者翻身时需由家属协助上下同时滚动式翻身，不能患者自行翻身，以免患椎错动，影响骨折愈合。

（2）锻炼：复位后，病人多数感觉腰痛顿减。依靠胸腰部的垫枕维持复位，即可进行背伸肌锻炼。

可采用拱桥式五点支重锻炼方法：患者仰卧位，先屈肘伸肩，而后屈膝屈髋，同时收缩背伸肌，以两肘、两脚及头枕部五点支重，使腰背臀离开床面，每日坚持锻炼，要循序渐进，持之以恒，开始每日早晚两次，每次做30~50下，以后每次增加5~10下，直至每次能做300下即可不增，继续每日坚持锻炼。6周后病人可离床活动，下床活动时，病人应将脊柱挺直。大便时须坐恭桶或木凳，不采用蹲位，以免脊柱屈曲。

开始下床活动不要太久，与床上锻炼交替进行，待骨折达骨性愈合，脊柱关节恢复正常，肌力正常后方可进行正常伸屈活动，正常工作。

（3）注意事项

此复位法对有严重增生性关节炎，骨质疏松及身体衰弱的老人不宜使用，尤其有心脏及血管疾病患者不宜使用。

复位时要严密观察病人，过度伸腰部时，病人常感不适。如情况不容许，不可强求完全复位。胸腰部垫枕位置一定要对准骨折部。靠上或靠下都能促使骨折再变位。

2. 胸腰椎骨折合并脊髓神经损伤

（1）脊髓休克：主要表现为损伤节段以下的感觉，运动及反射完全消失。一般持续数天或 2 至 3 周逐渐恢复。

（2）脊髓完全横断：主要表现在损伤节段以下的感觉、运动、交感神经系统及盆腔脏器的机能出现障碍。检查时可看到轻重不同的硬瘫与软瘫。

（3）脊髓半侧损伤：受伤侧节段水平以下的对侧皮肤出现痛觉、温觉障碍，同侧皮肤出现深感觉和运动障碍。

对脊髓神经损伤的治疗，急性期一般采取住院治疗，待病情稳定之后，可在门诊或家庭病床进行康复治疗。

## 三、尾骨骨折（附：尾骨挫伤）

尾骨由 3~4 个原始型尾椎组合，上与骶椎连合形成骶尾关节。尾骨骨折在临床上比较多见。因尾骨位于脊柱的最下端，故尾骨损伤多由摔倒时臀部着地的直接暴力所致。

损伤后，下骨折段常向前方移位。这是因暴力方向和尾骨肌及提肛肌收缩所致。如摔倒时身体偏向一侧，亦可发生轻度侧方移位，但比较少见。

## （一）诊断

有典型外伤史，伤后不能正坐，仅站立及俯卧时稍感舒适，翻身困难，行动不便。局部无明显肿胀，触之有明显压痛。肛门指诊检查时，除可触及尾骨处有严重压痛外，尚可触及骨折移位。最后摄侧位 X 光片可以明确诊断。

## （二）治疗

手法整复。患者左侧卧在床边尽量屈膝屈髋，术者右手戴消毒手套，涂抹消毒甘油或开塞露。将食指轻轻插入肛门内，用力由前向后方托拉，即可复位，复位后卧床休息，以侧卧为宜，因尾椎上附着肌肉较多，故不需固定，且因其血运不良，往往愈合时间较长。

### 附：尾骨挫伤

由于患者臀部着地外伤，尾部疼痛，难以好转，经拍 X 光片，未发现明显骨折脱位，经药物内服外敷仍疗效缓慢。

治疗：我们采用尾骨骨折复位手法，只用一次，疼痛即可减轻，休息几天就可以康复。尾骨挫伤，虽 X 光片未发现骨折，但尾骨是由四节组成，挫伤虽然没有明显脱位，但尾椎节间错缝或紊乱是难免的，通过手法纠正错缝和调整关节紊乱。故而疗效立竿见影。

# 第五节　开放性骨折的开窗固定法

开放性骨折是指骨折部位的皮肤破裂，骨折端与外界直接或间接相通而言。开放性骨折易使细菌侵入骨折处与邻近组织，如处理不当或不及时，就会引起创面感染，严重时可导致骨感染和其他并发症。所以，对暴露皮肤外的骨折端，在未清创前切忌急于将骨折端复位，以免将细菌带到创口深部而增加感染的机会。遇到新鲜开放性骨折，应及时积极地与西医配合，认真做好清创、整复、缝合术，争取创口一期愈合，将开放性骨折转变为闭合性骨折，以利于骨折的愈合和功能恢复。

对有感染、创面不大的开放性骨折，在创口处理和整复后，可行小夹板开窗固定法，或石膏绷带固定后开窗，固定时，可由两个助手维持牵引，术者在骨折部铺一层脱脂棉（创口部位不铺），固定的步骤与闭合性骨折固定法相同，于创口部位开窗，剪去较创口略大的部分杉皮板；而无创口部位，仍以杉皮板固定。这样，骨折既能得到固定，又便于观察创口及换药，不致因换药时解开杉皮板而影响固定，也不会因杉皮板压迫于创口处，影响创口的血运和愈合。当创口愈合后，仍按闭合性骨折的多层小夹板固定方法固定。

开放性骨折早期，应注意抗感染及预防破伤风治疗。局部感染，创口红肿，可内服消炎止痛汤加减，或静脉注射抗生素，直至创口感染消除或愈合，再按闭合性骨折分期论治。创口红肿消退，脓液清稀，形瘦面部少华，脉沉细或浮大者，可改用参芪四物汤口服，以益气养血促进创口愈合。

# 第六节 陈旧性骨折的处理

陈旧性骨折系指骨折畸形愈合、迟缓愈合或不愈合而言。大都由于骨折初期复位不良，固定不妥、或功能锻炼方法不正确或个体差异所致。

## 一、陈旧性骨折畸形愈合

对于此类患者，应根据病程时间，患者年龄，愈合情况，做具体分析，采用不同的处理方法。

1. 儿童期：畸形愈合较轻者，或成角畸形不严重，一般在修复过程中可以塑形自行矫正，不必进行处理。

2. 骨折时间较长（一般3~6个月内），骨折端已成纤维性愈合或不坚固的骨性愈合，骨折端明显错位，重叠在2厘米以上，旋转或成角在20°以上，有少量骨痂生长，肢体功能明显障碍者，均应及早处理为宜。可在充分的麻醉下施行手术，将已畸形愈合的骨折端重新折凿断，清除疤痕组织，把陈旧性骨折变成新鲜骨折，然后，再按新鲜骨折处理，或作内固定。

手法折骨时，患者取平卧位，由两助手分别在骨折的远近端进行对抗牵引，术者两手握住骨折近端，嘱牵引远端的助手在牵引下，慢慢地旋转，摇摆骨折远端，旋转角度由小到大（应注意旋转摇摆远折段使尽量靠近骨折端，勿使通过关节，以防邻近部位发生新骨折或关节韧带损伤）。通过旋转摇摆，首先将骨折端之骨痂折断，然后术者再按原来骨折成角的相反方向进行反复折顶反折，直到周围骨痂完全折断，远近骨折端完全松动为止。

折骨成功后，再按新鲜骨折进行手法整复及小夹板固定。如重叠严重者，在折骨后可先行骨牵引或皮牵引，待重叠纠正后进行手法复位及小夹板固定。

3. 骨折畸形愈合时间长，骨痂形成牢固，手法不可折断者，可通过手术切开进行折骨及整复，然后以金属材料作内固定，外用石膏绷带作外固定，但一定要注意伤口感染，以免引发骨髓炎等并发症。

## 二、骨折迟缓愈合、不愈合的处理

造成骨折迟缓愈合和不愈合的原因较多，个别病人可因全身重度营养不良，维生素严重缺乏，骨质本身疾患等影响骨折愈合外，大多数还是局部因素的影响，如骨折整复不良，反复多次的整复，固定不正确，骨折断端间存在旋转力或剪力，造成一个活动面，或骨折断端间夹有软组织，从而不能获得骨性愈合。对于骨折迟缓愈合患者，应及时找出原因，加以纠正，大多数仍可以愈合。

1. 全身治疗：增加营养，补充含量高的多种维生素及含钙质的食物，同时可内服益气血、补肝肾、强筋骨的中草药，以促进骨痂早日形成。

2. 局部治疗：骨折部外敷中药膏。只要骨折对线对位尚好，可外敷四虎膏，以加速骨痂生长。对骨折不愈合，骨折端硬化坏死或断端间夹有软组织患者，必要时开放手术，清除断端间软组织及硬化死骨并植骨加压内固定，配合续筋接骨内服中药，疗效更佳。

3. 加强功能锻炼：在外敷中药膏及小夹板的固定下，嘱病人积极地进行功能锻炼，对于下肢骨折者，应尽早扶拐下床活动，适当负重，使两骨折断端间产生对向挤压，紧密接触，持续嵌插，为加速形成骨痂创造有利条件。

# 第六章    关节脱位

## 第一节    概述

组成骨关节的骨端关节面的正常关系，因外力或病理的破坏而移位者，称为关节脱位。

### 一、常见关节脱位的分类

1. 按脱位的原因分类

（1）外伤性脱位：因外来暴力直接或间接作用于关节的结果。此种脱位临床上最常见，且可发生于任何关节。

（2）习惯性脱位：外伤性脱位未得到充分固定治疗，致使周围的肌肉、韧带、关节囊、肌腱等力量变弱，对关节失去约束能力，因此，几乎在没有暴力的日常工作及生活中也可发生关节脱位，但也容易复位，故称为习惯性脱位。

（3）病理性脱位：为关节本身病理变化之结果。由于关节破坏，关节囊松弛，轻微外力，有时甚至无外伤史，即发生脱位。如髋关节结核，股骨头被破坏，常导致髋关节病理性脱位或半脱位

（4）先天性脱位：由于关节本身先天性发育不良，关节松动，而引起脱位。如先天性髋关节脱位，多因髋臼后上缘未充分发育所致。

2. 按脱位的程度分类

（1）完全性脱位：为脱位后组成关节的各骨端关节面完全互相脱离者。

（2）部分脱位：为脱位后组成关节的各骨端关节面仅部分互相脱离者。

3. 按脱位后下骨端关节面所在的位置分类

可分为前脱位、后脱位、上脱位、下脱位等。如肩关节脱位时，按肱骨头所在的位置分为喙突下脱位（即肱骨头位于喙突下）、锁骨下脱位、盂下脱位、肩胛冈下脱位；肘关节脱位时按尺、桡骨上端所致位置分前脱位、后脱位、侧方脱位等。

4. 按脱位的时间分类

（1）新鲜性脱位：一般脱位发生在两周以内者。

（2）陈旧性脱位：一般脱位发生在两周以上者。

以上是临床上最常见脱位的分类法，脱位分类的意义有利于临床治疗的实践。

## 二、脱位的临床表现及诊断

1. 一般症状

（1）疼痛：多在局部及其附近，且较剧烈，尤以在移动患肢时更为严重。

（2）肿胀：关节脱位后，由于软组织损伤性水肿及破裂性出血，关节附近很快出现肿胀，同时皮肤颜色改变（瘀血），肘关节脱位时较为明显。

（3）关节功能全部或部分丧失，运动受限：这是因脱位后，关节面的相互位置破坏，再加疼痛及关节周围肌肉反射性痉挛所致。

2. 特有症状

（1）畸形：关节脱位后其正常外形被破坏，且其附近的骨性标志也随之改变，出现特有的畸形。如肩关节脱位后之"方肩"畸形，使喙突、肩峰与大结节三点间之正常三角关系改变。在这种情况下，触诊时，在正常关节部位发觉变软甚至空虚，而在其关节附近可查得不正常的骨性突起，骨性标志改变。

（2）弹性固定感：由于关节脱位后，对关节试行任何运动，均可感到具有一种弹回到脱位后畸形位置的抗力，故称为弹性固定感。

3. 条件具备者

由于现代医学的发展，为了诊断准确，了解是否合并有撕脱性骨折，有条件一定要作 X 光检查，以明确诊断。

## 三、脱位的治疗

关节脱位一般都合并有关节周围组织损伤，轻者可使关节附近的软组织扭伤，较重者为关节囊及韧带撕裂，严重者可使关节囊及韧带完全断裂。常合并有关节周围的骨折及神经血管的损伤，应注意加以鉴别。

脱位的治疗要求早期诊断，及时复位。手法的原则要求切勿加重关节周围软组织损伤。复位后应给予适当的固定制动，配合内服中药，以消肿、活血、镇痛、促进关节周围软组织损伤的修复。应注意及时、早期的功能锻炼，以促进关节功能的恢复及防止并发症的产生。

关节脱位的治疗常用手法有：拔伸、旋转、摇晃、端提、推按、足蹬等法，手法的具体运用分别在有关章节中述之。

对于陈旧性关节脱位的治疗，应根据患者年龄，脱位时间的长短，患肢挛缩及关节粘连的程度等不同情况，采用不同的处理方法。一般青年伤员，脱位时间较短（在2~3个月内），关节还有一定的活动度，且无合并症（如损伤性骨化性肌炎，骨折，明显骨质疏松，神经损伤等），可先考虑闭合手法复位。手法复位未能成功者，再考虑手术切开复位。

手法复位前1周，每天采用局部熏洗疗法2~3次，并配合推拿按摩以舒筋活血，放松挛缩与粘连。施手法时，可在全麻下或神经阻滞麻下进行。先应充分地拔伸旋转，反复的摇摆屈伸，内收外展，内收外展幅度由小到大，直至关节周围的肌筋挛缩，粘连完全松解为止，再按新鲜的脱位进行手法复位及处理。复位成功的关键在于选择恰当的手法及充分地舒筋分离粘连。施手法时切忌粗暴，用力适当以防并发骨折。复位后，应坚持功能锻炼，才能取得满意的效果。

# 第二节　下颌关节脱位

下颌关节脱位多见于老年人。由于年老体弱，肝肾虚衰，气血不足，而致关节周围筋肉松弛，每因打呵欠、大笑、张口过大或嚼硬物不慎而引起。一侧脱位者，称为单脱；双侧脱位者，称为双脱。下颌关节脱位前，常在关节部位出现疼痛，活动时格格作响。脱位后，呈半开口状，不能张口或闭合，言语不清，流涎，牙闭合不全，单脱时，下颌向健侧歪斜（此应与中风歪斜相鉴别），触摸时下颌小头向前移位高突，关节处凹陷空虚。

1. 手法整复

针刺双手合谷穴并留针，点按颊车穴 3~5 分钟。必要时还可以用热毛巾敷患处，以松弛肌紧张。然后，嘱患者不要说话，头背靠墙取坐位，一助手捻双合谷穴针。术者站立患者前面，双拇指先用纱布包好，令患者张口，术者将手臂伸直，双拇指伸入患者口腔内，按于两侧最后的大臼齿上，其余手指托住下颌，两手拇指徐徐用力向下按压约 3~5 分钟后，待拇指感觉下颌骨向下滑时，余指协调配合将下颌骨向上端提后送，此时常可察觉入臼的响声，然后将拇指向两旁闪开，从口腔内退出，检查口腔上下齿是否已对合，如对合满意，患者可以开口说话，说明复位成功。单脱的复位手法与双脱的手法相同，只是按于健侧的拇指用力可小些，仅仅起维持作用。复位后双拇指在关节周围轻轻地按摩，以疏通经络，嘱病人不要张口，以防再脱。

如果双侧脱位同时复位较困难时，可按单脱先复位一侧，再复位另一侧，比较省力，容易复位。

2. 固定

复位后用四头带或绷带将下颌与头部交叉固定。1 周内不吃硬物，不张大口或大笑，这样有利于关节韧带修复，以防引起习惯性脱位。

对于老年习惯性下颌关节脱位，复位较易，但应配合使用补肝肾，强筋骨中药内服，以防再脱。

# 第三节　肩关节脱位

肩关节脱位多发生于成年体力劳动者。由于肩关节活动度大，组成关节的肱骨头较大，关节盂小而浅，关节囊和韧带松弛薄弱，结构不稳定而致。间接暴力所致者较为多见，如跌仆患侧手掌着地，躯干向一侧倾斜，肱骨干呈过度外展位，冲击力迫使肱骨头脱出。由于外力的作用不同，肱骨头的移位方向也各有所异。临床上可分为前脱位，下脱位和后脱位三种，以前脱位为最常见。由于肌肉的牵拉，常合并肱骨大结节撕脱骨折。肩关节脱位后患肩肿胀，上身向患侧倾斜，患肩肿胀，功能障碍，呈方形肩，关节盂内空虚，在腋窝或喙突下可摸到脱出的肱骨头，患肩下垂，上臂弹性固定在略外展位，手摸对侧肩时，患肘不能贴及胸壁。若肩部肿痛较剧，大结节处压痛明显，有时可触及骨擦音，则同时伴有大结节撕脱骨折，可拍 X 光片确诊。

1. 手法复位

先在患肩轻揉按摩，以松解肌紧张及止痛。患者仰卧，术者于患侧，脱去鞋子，将同侧足跟放在患者腋窝，一手握住肘上方，一手握住前臂，先顺着患肢的体位手牵足蹬，徐徐用力拔伸约 3~5 分钟，然后外展尽量外旋牵拉上肢，足跟用力顶肱骨头向外，此时常可感觉到一滑动的"格得"声，然后屈肘内收，前壁贴胸，即表示复位成功。

如果术者一人牵拉力量不够时，可令一助手协助牵拉上臂，则一定可达到复位之目的，复位成功的要点是患侧上肢在牵拉时必须外旋充分，否则复位难以成功。

2. 固定

复位后，患肩外敷活血消肿药膏，绷带包扎固定，患肢内收内旋，屈肘 90°，用三角巾或绷带前臂悬吊于胸前。活血消肿膏可每两天换一次，半月后解除固定，逐渐做肩关节各方向和肌力锻炼。

如合并肱骨大结节骨折，可在复位后拍摄 X 光片，如对位满意，可在局部放一压垫和杉树皮夹板，包扎固定。6 周后方能解除外固定作肩关节功能锻炼，如关节有粘连，必要时可作手法松解和按摩治疗。

3. 功能锻炼

复位固定后第 2 天便可作耸肩活动，以及前臂和手指活动，待解除外固定后再作肩关节其他活动。直至肩关节功能和肌力恢复正常。

# 第四节 肘关节脱位

肘关节脱位好发于青壮年。临床可分为前脱位和后脱位两种，以后脱位为多见。多由于间接暴力所引起。如患者跌倒时，手掌着地，前臂后旋，肘部过度后伸，即形成最常见的肘关节后脱位。如跌倒时，肘关节屈曲，肘后着地常引起肘关节前脱位。侧向的外力可使肘关节脱位合并偏内或偏外侧移位。以外后脱位为多见。后脱位部分病例可合并尺骨喙突骨折，前脱位常合并尺骨鹰嘴骨折。脱位后肘关节肿胀、疼痛，患肢呈半伸直位弹性固定，明显畸形，肘窝可摸到肱骨下端高突，肘后方鹰嘴隆起，肘三角正常关系消失，关节屈伸与旋转功能完全消失。

1. 手法复位

（1）肘关节后脱位：整复时，患者取坐位或卧位。以左侧为例，术者立于患侧，一助手固定上臂，术者右手掌扶托患肘，手指捏住肱骨内外髁，左手握住腕部，右手先将肘关节侧方移位矫正，然后左手顺着患肢体位与助手对抗牵引，而后转手心朝上，术者右手将肘关节尺桡部位向后拉，配合左手牵引，此时即可听到"格得"一声，并逐渐将肘关节屈曲90°时，表示复位成功。

如脱位时间较长，上法不能复位时，可采用推按复位法。整复时患肢上臂前展80~90°，屈肘60°，一助手固定上臂，另一助手牵拉腕部，先用摇晃屈伸旋转手法分离关节粘连，范围由小到大，待关节周围粘连充分分离后，先纠正关节侧方移位，而后术者下蹲双手拇指放在肘后用力推鹰嘴向前，余指环抱于肘前按压肱骨下端向后，此时，牵拉腕部的助手在牵引下逐渐将前臂外旋屈肘，即可复位。

（2）肘关节前脱位：整复时，一助手固定上臂，另一助手牵拉腕部，肘呈半伸直位。手心朝上，术者两拇指放在肘后抵住肱骨下端用力向前推，余指环抱于前臂上端，按压尺桡骨向背后侧，与此同时，持前臂的助手将肘关节逐渐屈曲，即可听到复位的响声。

2. 固定

肘关节脱位复位后，局部外敷活血消肿止痛膏，在肘窝部放少许棉垫，将肘关节屈曲90°位，以"8"字形绷带包扎固定，悬吊于胸前。3天换药一次，2周后拆除外固定，开始做肘关节屈伸功能锻炼。如果患者年龄较大，功能恢复较慢时，则以中药煎水熏洗热敷，以加速功能恢复。复位固定后，须拍X光片检查。如合并有撕脱性骨折，则按骨折固定时间固定。如有骨片夹入关节腔内，需及时手术取出，以免日后肘关节发生终身功能障碍。

# 第五节　小儿桡骨小头半脱位

小儿桡骨小头半脱位，又名"牵拉肘"，多发生于6岁以下婴幼儿。由于小儿骨骼发育尚不完全，筋肉韧带较为松弛，每当过度牵拉前臂则容易发生本病。脱位后，肘部疼痛，患肢下垂，前臂处于旋前位，不能自动抬举及取物，局部无明显肿胀，轻微被动的屈曲肘关节，患儿啼哭拒绝检查。X 光拍片无异常发现。

治疗方法：患儿由家属抱坐，家属一手握住患肢上臂，术者一手托住患肘，拇指揿按在肘外桡骨小头处，另一手握住腕部，相对用力拔伸，将前臂伸直并外旋屈肘，使患儿手指触及肩部，此时常可在拇指下感觉一"咯答"响声，即表示复位。复位后轻揉患处，屈伸肘关节数次，疼痛可立即消失，患肢能自动抬举及取物，一般不需固定，但应嘱家长在穿衣、牵拉时加以注意，以免再脱位。

# 第六节　髋关节脱位

髋关节由于髋臼较深，关节周围有很多强有力的肌筋保护着，故一般不容易脱位。但当髋关节处于一定的体位，而又受到强大的暴力撞击或压扭时则可发生脱位。多见于成年人。临床上根据股骨头移位的方向，可分为前脱位，后脱位两种，以后脱位较多见。脱位后患肢有明显畸形，后脱位患肢呈半屈曲、内收、内旋、短缩畸形。伤侧大粗隆及臀部异常突起，可摸到股骨头。前脱位患肢呈半屈曲、外展、外旋、增长畸形，腹股沟处突起，可摸及股骨头。患髋疼痛剧烈，旋转与屈曲功能丧失，呈弹性固定感。常合并有严重软组织损伤，髋臼缘骨折及关节周围神经血管损伤，应注意鉴别。X 光拍片检查可提示脱位的方向及排除骨折。

以手法复位为主，辅以中药活血化瘀，使尽早恢复髋关节功能。复位时嘱病人肌肉放松，术者可先在髋部作轻柔按摩，点按环跳穴，以放松肌紧张及止痛。

1. 手法整复

患者平卧在木板床上，或将木板放在地面上，一助手双手下压按在髂前上棘固定骨盆，一助手握住患肢踝部，术者面对患者两手托住患肢腘窝部，两腿夹住患肢小腿部，先顺着患肢的体位（后脱位先内收内旋，前脱位先外展外旋）作对抗拔伸，然后将髋、膝关节屈曲至90°，术者持续用力向上端提，拔伸约3~5分钟，待股骨头有松动感时，术者在拔伸下将患肢旋转屈曲（后脱位由内收内旋转为外展外旋，前脱位由外展外旋转为内收内旋），此时常可感觉到股骨头入臼的滑动响声，然后将患肢伸直，与健侧对比长度及被动活动关节。若长度相等，关节活动自如，则表示复位成功。此复位法也可称为问号（?）复位法和反问号（?）复位法。

2. 固定

复位后患肢维持在外展，内旋位置，作适当固定卧床休息3~5周。

（1）外展板固定法：自制塑形外展板一块，长度上至胸腰部，下至小腿部，用绷带髋部"8"字固定。

（2）石膏板固定法：做一石膏板，长度上至胸腰部，下至小腿部，用绷带固定。

（3）皮牵引固定法：为了防止股骨头发生缺血性坏死，尤其是年龄较大患者，最好采用皮肤牵引固定，重量3~5千克。

固定解除后，患者扶双拐行走，6周以后逐渐负重行走，并逐渐进行功能锻炼，直至功能恢复正常。

# 第七章　骨病、伤筋

骨病、伤筋，是骨伤科临床中最为常见的疾病。伤筋是人们在生活和劳动中，不小心受外来暴力的撞击、跌仆、扭转、闪挫、牵拉或劳累过度而引起肌肉、筋膜、肌腱、腱鞘、韧带、关节囊等闭合性损伤，均称为"伤筋"，现代医学称"软组织损伤"。骨病则是人体骨关节及软组织受慢性损伤或退行性改变、骨关节及软组织发生了生理病理改变而产生的疾病称为"骨病"。

## 第一节　颈椎病

颈椎病又称颈椎综合征，是由于损伤或颈椎及其软组织劳损性退变，颈椎间盘髓核突出，压迫或刺激颈部血管、神经根和脊髓等软组织而引起颈、肩、臂疼痛伴手指麻木甚至合并头昏、头痛、肢体功能失常等症候群，称为"颈椎病"，是老年人常见的疾病。现在，由于人们的生活发生改变，也有许多年轻人易发生此病。

## 一、病因病机

正常的颈椎椎管前后径为 14～18 毫米，但其差异可达 5 毫米，如第 5 颈椎前后径约为 14 毫米，最大者可达 18 毫米，而最小者为 10 毫米。因此，椎管前后径愈小，发生颈椎病后，出现脊髓受压的机会愈大。颈椎病的早期病理改变起源于颈椎间盘退变，进而使椎间隙狭窄，造成颈脊椎失稳和椎体缘的唇形骨质增生，或因损伤引起颈椎关节错缝或错位，以致颈椎生理前凸消失甚至后凸畸形的形成，使椎管前后径变窄，因而出现对椎动脉、神经根或脊髓的挤压或刺激，以及植物神经系统功能紊乱而产生的颈椎综合征。

## 二、辨证要点

本病以 40～60 岁的年龄多见，好发于颈部长期过伸或屈曲性劳损者，也可因急性损伤而致。其临床表现多以"落枕"样症状起始，持久不愈，并出现颈、肩、背疼痛，常因咳嗽、喷嚏、大便等动作而加重。根据病变所在的部位和对神经根、脊髓、血管、交感神经等刺激或压迫的轻重不同，而表现出不同的症状，临床上将其分为神经根型、脊髓型、椎动脉型及交感神经型等四型，但以混合型颈椎病较多见。发病部位常见于第 5、6 颈椎，6、7 神经根受压的机会较脊髓为多见。但脊髓受压的表现以下肢症状较上肢症状更明显。

1. 神经根型

颈、肩、臂疼痛。当颈 6 神经根受累时，疼痛向上臂外侧放射，可沿前臂桡侧达拇指，拇指和食指感觉减退，肱二头肌肌力差，反射亦弱。颈 7 神经根受累时，前臂背侧及腕背侧疼痛，食指和中指感觉异常，肱三头肌肌力反射均减弱。常因颈部扭曲或后伸症状加重，臂丛牵拉试验阳性。

2. 脊髓型

颈、肩、臂疼痛等症状常不明显。早期可有一侧或双侧下肢步态发紧，易跌跤，跟腱反射亢进。晚期主要表现下肢肌力明显减退，甚至出现不能行走，排尿障碍或大便失控等瘫痪症状。

3. 椎动脉型

主要表现为颈性眩晕，即在颈部扭曲或后伸时出现短暂的眩晕、恶心、耳鸣、头痛，甚至摔倒等脑干缺血现象，停止颈部扭转或后伸，症状即可消失。

4. 交感神经型

主要表现为交感神经功能紊乱，症状很不一致，可有视力模糊，眼睑无力、眼窝胀、瞳孔散大，顽固性头痛，心跳加速或心动迟缓，心前区痛，一侧肢体多汗或少汗，舌神经机能障碍等一种或多种症状。

5. 混合型

所谓混合型就是以上四型中，任何两型或两型以上的症状同时出现，称为混合型。

对于本病应作 X 光摄片检查，它对诊断、鉴别诊断和治疗均有重要的参考意义。如摄片显示颈椎生理曲线消失，椎间孔前后径改变或边缘不规则、颈椎侧曲，两侧椎间隙不平衡等，对确诊本病有很大的帮助。有条件作 CT 或磁共振检查，对确诊本病有更重要的临床意义。

## 三、治疗方法

本病以非手术疗法为主，采用综合治疗，着重卧床休息和颈椎牵引术。

1. 颈椎牵引术

牵引可改善局部血循环，促进肿胀或水肿的吸收，缓解颈部肌肉的痉挛，可消除神经根和关节囊的粘连，从而使由关节囊或韧带而来的牵涉性痛得以缓解；使椎间孔及椎间隙增大，减轻对神经根的刺激或压迫；使扭曲的横突孔中的椎动脉得以伸张，改善对脑的血供等。

（1）牵引方法

常用颈颌带牵引法，分坐式或卧式两种，牵引重量自 3~4 千克开始，逐渐加重可至 6~8 千克，每次 30 分钟至 1 小时，连续两周为一个疗程

（2）注意事项

① 体位。牵引必须在颈部轻度屈曲位进行；对颈椎后缘形成骨刺而压迫脊髓的病例，可作直线牵引。

② 重量应根据患者的年龄及耐受力，颈肌发育情况，患者体重及病情等酌情而定。但在牵引过程中，切勿突然增大牵引重量。

2. 正脊推拿

（1）正脊

病人端坐位（以压迫右侧，或棘突向右偏歪为例）首

先用单拇指触诊法摸清偏歪的颈椎棘突，医生左手拇指的桡侧面顶住偏歪棘突的右侧，让病人头颈部前屈 35°，再向左偏 45°，左手合谷穴处（俗称"虎口"）顶住患者后枕部，医生右手掌托住病人左面颊及颏部。施手法时医生右手掌向上用力使头颈沿矢状轴上旋 45°，与此同时，左手拇指向左侧（或左前外方向）水平方向顶推偏歪棘突，可速听一"嗒嗒"声，同时觉指下棘突向左轻移。然后让病人头颈处中立位顺压棘突和项韧带，松动两侧颈肌，手法完毕。

注意事项：

① 手法要熟练轻柔，酌情用力，切忌粗暴，应求稳、准、轻。偶有少数体弱病人，在施手法时刺激了椎动脉，可产生一过性虚脱症状，应立即停止手法，去枕平卧，休息片刻即可恢复，必要时酌情对症处理。

② 颈椎骨质破坏性疾病，如结核、肿瘤等或年高体弱骨质疏松者，当禁用此手法。

③ 椎体骨赘增生已形成骨桥者禁用此手法。

④ 椎间孔明显增生性狭窄者要慎用此手法。

⑤ 有高位脊髓压迫症状者要慎用此手法。

（2）推拿

① 拿按揉颈项部。

② 点按揉风池、风府、天柱、肩井、缺盆、天宗等穴。点颈肩背痛点，拨颈项痉挛筋，推足太阳膀胱经，轻滚肩背部。

3. 中药熏蒸疗法

用中药熏蒸床熏蒸，或中药热熨法。

4. 针灸

针灸颈项背部相应穴位。

5. 中药内服

中药内服必须进行辨证施治。

（1）湿热型用藿朴夏苓汤加味。

（2）瘀阻经络型，用桃仁四物汤加味。

（3）肝风上扰型用葛根、当归、白芍、僵蚕、地龙、泽泻、柴胡、龙齿、牡蛎、丹参、姜黄、川朴、桃仁、赤芍加减。

（4）寒湿凝滞型用当归、白芍、羌活、桂枝、僵蚕、地龙、薏仁、防风、丹参、白芷、川芎、乳没、乌药、黄芪加减。

如系颈椎间盘突出，需重用利水中药，如泽泻、车前仁、猪苓等药，以缩小突出髓核，减轻其压迫（因椎间盘髓核 80% 为水分）。

颈椎病治疗必要时选用小针刀及微创手术。

# 第二节　肩关节周围炎

肩关节周围炎是肩部关节囊、关节周围软组织的损伤性退变而引起的一种慢性炎症效应。本病病名较多，如"慢性闭塞性滑囊炎""肩凝症""冻结肩""五十肩"等。常见于 50 岁左右的成年人，女性较多于男性。

## 一、病因病机

本病是一种多因素病变。一般认为是因退行性病变，肩关节周围渗出液增多而发生粘连所致，或因肩部损伤而诱发。也有认为继发于冈上肌肌腱炎或肩峰下滑囊炎。多数可因局部感受风寒湿外邪侵袭，长期劳损或气血不和，血不养筋而致。少数患者于感染性病灶或内分泌机能紊乱有关。

## 二、辨证要点

1. 早期临床表现

早期肩部肌肉痉挛性疼痛，其特点是疼痛范围较广，活动时加剧，夜间尤甚，压痛点较多或不明确，伴有上肢外展、内收、上举、后伸及旋转活动受限。

2. 后期临床表现

后期肩部肌肉显著萎缩，尤以三角肌为甚，最后导致关节周围广泛粘连，使肩关节僵硬，形成"冻结肩"。

## 三、治疗方法

1. 早期治疗方法

疼痛点明显的早期，宜以封闭疗法为主，并配合其他疗法。

（1）封闭疗法：一般作痛点封闭，在压痛点明显处，用注射醋酸强的松龙 25 毫克加 1% 利多卡因 3~5 毫升，维生素 $B_{12}$ 注射液 1 毫升 500 微克做局部注射（推药前一定要将针管回抽，不能有回血，如有则换方向进针，总之此药不能注入血管内），每周 1 次，共 2~3 次。若多个压痛点，可交替注射。

（2）其他疗法

① 针灸：取肩髃、肩髎、肩井、肩前、曲池为主穴，臂臑、巨骨、天宗为配穴，用捻转提插手法，并留针 20~30 分钟，留针后在针处用艾灸。

② 拔罐：取肩髃、臂臑、曲池等穴拔罐。

③ 理疗：如热熨疗法、红外线、中频、超短波等。

④ 推拿按摩：按照推拿按摩手法，并摇肩关节。将肩关节活动至各方位的正常范围，并加弹拨痛点等手法。

⑤ 药物治疗：按照总论内服治疗法进行中医辨证施治进行用药。

2. 晚期治疗方法

多数肩周炎患者在早期未引起重视，失去最佳治疗时期，以致肩关节周围软组织发生粘连，使肩关节各方向的活动受到限制，疼痛加重。治疗应以松解粘连为主，然后再用早期治疗方法进行治疗，直至痊愈。

松解方法：采用颈丛麻醉。患者仰卧位，麻醉生效后，待患肩周围肌肉松弛，医者双手握住肩关节，以保护肱骨外科颈以防骨折，然后缓慢抬起上臂过头，达到正常功能位，此时可听到粘连拉开之响声，再内收、外展、后伸手摸到对侧肩胛骨。然后轻轻旋转肩关节，术毕。

3. 功能锻炼

不论早期或后期，积极进行功能锻炼是治疗肩周炎的重要环节，是恢复功能的必要措施，否则将影响上述治疗。功能锻炼的方式可以根据病情选用前后摆动，回旋运动，爬墙高举，内收外展，以及牵拉滑车等。

4. 肩关节护理

肩关节护理尤为重要，肩关节位于躯干的高位，尤以夜间极易受凉，因人在睡梦中翻身，肩部容易外露而受凉，故而疼痛加重。因此，夜间护肩尤为重要，可做一护肩棉套，睡前套上保暖，气温在36℃以下都要用，或用干毛巾包裹也行。

# 第三节　小儿先天性斜颈

斜颈是指颈部倾斜畸形。有原发性和继发性之分，又有肌性和骨性之别。原发性斜颈见于婴幼儿，可由胸锁乳突肌痉挛，先天性颈椎畸形，颈椎半脱位，高肩胛症等引起，继发性斜颈可见于颈椎外伤，颈椎结核，类风湿关节炎等疾病。此节斜颈是指先天性肌性斜颈，若治疗不及时，可留下斜颈及头面五官不对称畸形。

对小儿先天性肌性斜颈的真正病因，目前还不十分明了，一般认为胚胎发育异常，分娩时产伤，缺血变性等因素为多见。

本病在婴儿时期常易被忽视，直至1岁以后才被发现，此时非手术治疗较困难。

## 一、诊断要点

患儿出生后，头常偏向一侧，扶正后又自动返回来，到患儿能走路时，头部明显向一侧倾斜，随着患儿逐渐长大，面部和五官亦逐渐变形，一侧胸锁乳突肌挛缩变短。X光拍片见颈椎向一侧弯曲。

## 二、治疗方法

### 1. 推拿

患儿在1岁以内，越早治疗效果越好。医生用拇指对挛缩的胸锁乳突肌进行轻柔的弹拨按揉推手法，并将患儿头拔向对侧，每日1~2次，每次15分钟，患儿睡时将头颈摆正，并用沙袋或米袋固定。

### 2. 手术

患儿1岁以上使用手法治疗效果较差，可考虑手术治疗，手术首先切断胸锁乳突肌锁骨头，如头颈还不能摆正，可考虑切断胸锁乳突肌乳突头。术中注意切勿损伤神经和血管。术后下颌偏向患侧，头偏向健侧石膏围领固定。

# 第四节　腰部急性扭挫伤

腰部扭伤也称"闪腰岔气"。多为突然遭受间接外力所致，如突然旋转，搬运重物时用力过度或姿势不正等，致使腰部筋肉不协调，引起腰部筋肉损伤，导致气血凝滞。

急性腰扭伤多发在腰骶、骶髂关节，椎间关节或两侧骶棘肌等部位。人体直立时，腰骶关节在脊柱结构中占枢纽地位，为躯干重量集中之处，由于活动的腰椎与不活动的骶椎交界处活动量大，范围广，故易受伤。

急性腰扭伤，轻者可为骶棘肌或腰背筋膜不同程度的自起点撕裂，较重者可为棘上棘间或髂腰韧带的撕裂，严重者可发生骨折或脱位。腰扭伤还可发生单纯腰椎后关节紊乱或错缝，引起腰痛和活动受限。

急性腰挫伤为直接外力所致，严重者可导致腹膜后血肿，肾脏损伤。

## 一、诊断要点

1. 外伤史。

2. 疼痛活动受限，根据疼痛和活动受限的部位，大概可初步判断受伤的性质。

3. 压痛，通过压痛点确定损伤所在部位，如压痛点在腰椎棘突旁则考虑为腰椎后关节紊乱症，如压点在肌肉筋膜处则考虑为软组织损伤，如压痛有放射感则考虑为椎间盘突出或其他因素压迫神经所致。

4. 急性腰部挫伤时，局部瘀肿压痛均较明显，若合并肾脏损伤，则可出现尿血或内出血症状。

5. X 光等物理诊断可排除骨折、椎间盘突出，以及肿瘤等疾病。

## 二、治疗方法

根据诊断要点，确定损伤所在部位和性质，然后选择治疗方法，做到有的放矢，如腰椎后关节紊乱症则采用斜扳复位法，若韧带肌筋膜扭伤可采用针灸拔罐疗法。或者推拿疗法。若肾脏损伤则禁用推拿、理疗、针灸等疗法。需住院观察，补液抗炎，止血等疗法。

1. 推拿、按摩

患者仰卧，先将脊柱拔伸。再自肩部起循脊柱两旁自上而下揉按，过承扶穴，则改用揉捏，下至殷门、委中、承山穴，重复三次。再用手掌按命门、阳关，改用分筋手法点按肾俞、志室、大肠俞等穴，然后提腿扳动，摇晃拔伸次数。两侧俱伤者两腿同时扳动，最后将腿放下，再在脊柱两旁自上而下推拿揉捏，轻轻叩击腰部并揉按次数。手法治疗后，腰部应适当制动 1~2 周，卧硬板床，待症状减轻后进行腰背肌锻炼。

2. 斜板复位

方法同腰椎间盘突出斜板法，也适用于腰椎后关节紊乱症。

3. 针灸治疗

一般以痛为俞，腰痛为主者可选用肾俞、志室、大肠俞、阳关、委中等穴，或手背的腰痛穴。在使用腰痛穴时，患者取站立位，双手扶住桌上，边捻针患者边旋转腰部，疗效甚好。有腿痛者则以环跳、秩边、承山等穴、用平补平泻或泻法。也可用梅花针叩打压痛点后再拔火罐，留罐 10~15 分钟。

4. 中药内服

按照早、中、晚期进行辨证施治用药。

5. 其他疗法

疼痛剧烈者可用曲安奈德 1 毫升加维生素 $B_{12}$ 500 微克。

1%利多卡因3~5毫升作痛点注射。此外尚可酌情选用热熨疗法、熏蒸疗法、神灯及其他疗法。后期注意腰背肌锻炼等。

# 第五节　腰椎间盘突出症

椎间盘是处于两个椎体之间的软骨组织，是由髓核、上下软骨盘和纤维环三部分组成、其功能是保持脊柱能适应各种动作而不受到损害，既能起关节作用，又能缓冲震荡。任何部位的椎间盘均可突出，因在腰椎部位的后纵韧带比较薄弱，所以易于受损，而压迫神经根产生疼痛。

腰椎间盘突出症是引起腰腿痛的常见原因之一，多发于20岁以上的青壮年，尤其是体力劳动者较多，因此，直接影响生活和工作。因20岁以后椎间盘开始退化变性，纤维环易破裂，稍受外界的影响，椎间盘髓核易突出而压迫血管、神经及软组织，故20岁以后容易发生本病。

## 一、诊断要点

1. 发病年龄在19岁以上，尤以20~56岁为最多见。
2. 有外伤史或无明显的外伤史。
3. 疼痛

有单纯腰痛或伴有坐骨神经放射痛，或单纯坐骨神经痛。或足背部有麻木感。

4. 压痛

在髓核突出的部位及坐骨神经分布区域均有明显的压痛。按压突出部位及环跳穴位时，疼痛立即沿坐骨神经放射，是诊断该病的重要特点。

5. 脊柱变形及腰部肌肉紧张

这是由于疼痛及损伤所引起的保护性反应。腰肌处于紧张状态，使腰椎的正常前突减少甚至消失。脊柱多数向患侧侧弯，也有向健侧侧弯。患者为减少痛苦，常常采取特殊的屈腰屈髋卧位，走路时腿也不敢伸直。病程较长的患者会出现腰部及患肢肌肉萎缩现象。

6. 直腿抬高足背屈试验

在直腿抬高的情况下，医生一手托住患者的小腿，一手使足背屈，如腰腿痛加剧即为阳性。

7. 直腿抬高试验

患者仰卧，两下肢伸直，先抬高健肢，注意抬高的度数。再抬高患肢，一般在60°以下。再高如出现腰痛或放射性疼痛即为阳性。

8. 屈颈试验

患者仰卧，医生一手扶住患者的胸前，一手置枕后使颈部尽量前屈。如出现腰腿疼痛或麻木者即为阳性。

9. 必要时可做CT或磁共振（MRI）检查，以进一步明确诊断。

在临床中。我们发现不是每一个腰椎间盘突出的病人都有以上的全部症状和体征，因为此病有轻重不同和所压迫的组织不同，所以要具体情况具体分析，尽量做到诊断正确，才能制定有效的治疗方案。

## 一、治疗方法

1. 休息

患者卧硬板床休息，要求最少 2 周，1 个月为宜。适用于急性期疼痛剧烈者。

2. 牵引

简易牵引，利用普通病床，患者仰卧，胸、腰部各系一牵引带，胸部带系在床头架上，腰带两侧各系一牵引绳，通过滑轮牵引，每侧重量为 10~20 千克。一般半小时左右。现代多用机械牵引床。也有三维和四维牵引床，疗效更好。

3. 复位

（1）坐姿复位法：患者端坐方凳上（无靠背），两脚分开与肩同宽，医者正坐患者之后，以椎间盘向右突为例，右手自患者右腋下伸向前，掌部压于颈后，拇指向下，余四指扶持左颈部（病人稍低头），同时嘱病人双脚踏地，臀部正坐不准移动。助手面对患者站立两腿夹住患者左大腿，双手压住大腿根部，维持患者正坐姿势，医者左手拇指扣住椎间盘突出的上一棘突，然后右手拉住患者颈部使身体前屈60°~70°（或略小）继续向右侧旋转（尽量大于 45°），在最大旋转位医者右上肢使其患者躯干向右后旋转用力，同时左手拇指顺势向左顶推棘突，立即可觉察指下椎体关节轻微错动。往往伴随"喀啪"一声，说明复位成功，然后患者恢复正坐，医者双手拇指从上至下将棘上韧带理顺，同时松动腰肌。手法完毕。

椎间盘向左突出者，医者扶持患者肢体和旋转方向相反，方法相同。

（2）侧卧复位法：以椎间盘向右突为例，患者向左侧卧，左下肢伸直，右下肢屈曲，医者站立患者背后，一手按其右髂骨后外缘，一手扳右肩前，令患者肌肉放松，此时医者扳肩向后，按髂骨向前，两手交错用力斜扳，可感觉"喀啪"一声，说明复位成功。椎间盘向左突出，其方法相反。

4. 推拿

推拿手法应根据病情灵活机动，急性突出疼痛剧烈者手法则宜轻，以点穴理筋为主，尤其在突出部位不宜点按，否则加重损伤，疼痛加重。

5. 穴注

此方法必须在有条件的情况下，由专业医生在严格无菌操作下进行。即用曲安奈德1毫升，1%利多卡因3~5毫升，维生素$B_{12}$ 500微克。在椎间盘突出部位，棘突旁进针，将药液注射在突出的椎间盘周围。适用于神经根压迫后炎性水肿期，疼痛剧烈的患者。

6. 中药内服

在中医辨证施治的原则下，根据该病情的特点相结合进行用药，由于椎间盘突出，实际是椎间盘髓核突出，突出后与周围组织相互挤压摩擦，导致水肿，压迫加重，因疼痛而造成软组织痉挛，也使压迫加重，所以用药基本原则是：解痉、脱水、活血为主。用药以当归、白芍、泽泻、茯苓、猪苓、车前仁、僵蚕、地龙、蜈蚣、丹参、桃仁、红花、元胡、姜黄、乳香、没药、杜仲、伸筋草、甘草等为主。

7. 理疗

根据病情可适当选用热熨疗法、中频、神灯等理疗方法。

8. 针灸

根据病情，可适当选用针刺、艾灸、火罐等疗法，一般使用循经取穴方法。

9. 其他疗法

近代由于科学的发展，可酌情选用小针刀、臭氧、消融术等。个别久治不愈的患者可选用小切口髓核切除手术治疗。

# 第六节　狭窄性腱鞘炎

狭窄性腱鞘炎是一种常见的慢性损伤性疾病。腱鞘是一种保护肌腱的滑囊，可支持韧带，避免骨骼和其他组织对肌腱的摩擦和压迫，从而使肌腱有充分的活动度。当使用收缩过度而使肌腱和腱鞘发生纤维性病变时，肌腱在腱鞘内活动困难，就会引起狭窄性腱鞘炎。凡有腱鞘的地方均可发生此病，但临床上以桡骨茎突腱鞘炎，屈拇长肌肌腱狭窄性腱鞘炎，肱骨外上髁腱鞘炎和肱二头肌长头肌腱腱鞘炎最为常见。

此病为非特异性炎症，可由于自发性，也可由于一次或多次外伤，加之受凉所引起。临床上以疼痛，活动受限，活动时疼痛加重为其主要表现。也有强行活动出现"弹响者"，如屈拇长肌肌腱狭窄性腱鞘炎，俗称"弹响指"。

1. 针灸

在痛点及周围针刺后加艾灸。

2. 穴注

用 1% 利多卡因 2~3 毫升，曲安奈德 1 毫升，维生素 $B_{12}$ 500 微克作痛点注射。

3. 固定

疼痛严重，久治不愈者需作附近关节制动固定，以减少或消除腱鞘摩擦。疗效更佳。

4. 微创松解术

适用于严重屈拇长肌腱狭窄腱鞘炎，拇指屈伸活动障碍，由专业医生在严格消毒无菌操作下进行。在局麻下用尖钩手术刀片，对准狭窄结节部纵行切开松解，待拇指屈伸活动自如无弹响，即说明手术成功，切口约 0.6 厘米。无须缝合，无菌加压包扎，术后抗炎 3 天，术后第 2 天拇指开始伸屈活动。1 周后切口愈合。术后作功能锻炼。此疗法一次治愈不复发。

5. 其他疗法

如按摩、热敷及小针刀等可酌情选用。


# 第七节　股骨头缺血性坏死


股骨头缺血性坏死，又称股骨头无菌性坏死。是股骨头血供中断或受损，引起骨细胞及骨髓成分死亡及随后的修复。继而导致股骨头结构改变，股骨头塌陷，关节功能障碍的疾病，也是骨科领域常见的难治性疾病。导致本病发生的原因主要有三：一是创伤性，如股骨颈骨折，髋关节脱位等髋部外伤。二是长期酗酒。三是经常使用激素类药物。个别近亲开亲史也可发生。

## 一、诊断要点

1. 有外伤史或有酗酒史及用激素过多史。

2. 髋关节疼痛，开始疼痛较轻，以疼痛为主，逐渐加重，尤以活动时疼痛加重。不能负重，功能受限，跛行，严重者静止时亦有疼痛，并逐渐出现下肢肌肉萎缩。

3. 髋关节前、外、后均有压痛，髋关节活动有不同程度的受限。"4"字试验为阳性。

4. X 光检查，早期 CR 不易发现实质性改变，可借助现代高科技 CT 或磁共振（MRI）确诊该病。

## 二、治疗方法

对于股骨头坏死的治疗，在临床上分早、中、晚三期进行治疗，根据每期病情程度而采取不同的治疗方法。

1. 早期

此期为营养股骨的血运组织受到破坏，为股骨头周围软组织无菌性炎症水肿期，所以疼痛明显，而实质性骨质破坏不明显，因此 X 光检查骨质无破坏现象，此期治疗不容忽视，如果治疗及时得当，是完全可以治愈的。

主要治疗方法：尽量卧床休息，少量下地时须扶拐杖，使股骨头不受压迫。中药以利水消肿、解痉活血、消炎止痛。常用中药有：当归、赤芍、白芍、猪苓、泽泻、茯苓、僵蚕、地龙、连翘、地丁、天丁、丹参、姜黄、桃仁、红花、川芎、元胡、川牛膝、穿山甲等，每日 1 剂。疼痛消失，功能活动正常后须扶拐杖行走 1 个月，以巩固疗效。

2. 中期

此期多为早期误诊，失去最佳治疗时期，而导致股骨头缺血营养不良，逐渐引起少量骨质坏死，此期如不及时彻底治疗，将会很快加重进入晚期。

主要治疗方法：卧床不间断牵引 3~4 个月，最好使用胫骨结节骨牵引，重量为 4 千克左右。在牵引期间可在床上作上肢和健侧下肢运动，患肢须作股四头肌和足背伸肌收缩锻炼。中药以解痉利水、活血通络、补肾壮骨。常用中药有：当归、白芍、泽泻、茯苓、僵蚕、地龙、蜈蚣、赤芍、牡蛎、桃仁、川芎、三七、丹参、乳香、没药、骨碎补、杜仲、续断、穿山甲、牛膝、黄芪、鸡血藤、天丁等。另外，在腹股沟处作热疗及药物理疗也有一定的效果。牵引 3~4 个月后，可做磁共振（MRI）检查，待破坏骨生长愈合后解除牵引，下地扶拐杖行走 1~2 个月，以巩固疗效。

3. 晚期

此期患者股骨头坏死严重，股骨头变形，非手术治疗效果不佳。如果患者年龄在 60 岁左右或以上，可考虑半髋或全髋置换术。如果年龄在 60 岁以下，则按中期治疗方法治疗，长期扶拐杖行走，维持现状，待到 60 岁以后再考虑手术治疗。

# 第八节 膝关节增生性关节炎

增生性关节炎，又称骨性关节炎，属于退行性病变，但也与急性损伤和长期慢性劳损及关节受凉有关。此病多发生在40岁以上成年人，由于急性损伤后或多次慢性劳损，使膝关节软骨退化变薄，逐渐使成骨细胞增生，导致骨刺形成，伤及滑膜而引起疼痛活动受限，严重者可出现关节内渗出液。

## 一、诊断要点

1. 年龄在40岁左右或以上的中老年人群。
2. 或有膝关节外伤史，或有膝关节运动过多史等。
3. 膝关节疼痛或有肿胀、压痛及活动受限跛行等，或关节腔可抽出淡黄色积液。
4. X光拍片可确诊，显示不同程度骨质增生或关节间隙变窄。

## 二、治疗方法

1. 针灸
针刺及艾灸双膝眼穴，血海穴、阿是穴等，并配合推揉、点、按等手法。

2. 穴注

用 1% 利多卡因 3~5 毫升，曲安奈德 1 毫升，维生素 B$_{12}$ 500 微克，作膝眼穴关节内注射。每 10 天一次，一般不超过三次，高血压、糖尿病及有其他严重疾患患者禁用。关节腔内有积液者则先抽尽积液再注射药物，或作关节腔内玻璃酸钠注射。

3. 固定

疼痛、肿胀严重、积液较多者需作膝关节制动。让关节静止休息，组织才能得以修复，渗液吸收，肿胀能较快消除，否则愈后不良。一般采用石膏夹板超膝关节外固定。

4. 中药

按辨证施治进行用药，一般以渗湿利水、活血通经、行气止痛为法则。在临床中，作者使用自制通络丸，疗效甚佳。

5. 其他

一般来说，膝关节骨质增生除年龄因素以外，运动劳损和关节受凉也是很重要的致病因素，所以，该病患者须尽量减少下肢活动量，并注意膝关节保暖，需常年带护膝保护。此外，热疗及药物理疗等均有一定的疗效。

# 第九节　膝关节外伤性慢性渗出性滑膜炎

膝关节外伤性慢性渗出性滑膜炎在临床上并不少见。多由急性膝关节损伤性滑膜炎因治疗失当转化而来。由于在急性滑膜炎期间没有固定，滑膜没有完全修复，因为膝关节是运动较多、负重较大的关节，长期地活动使滑膜增厚，渗液不断，即使用糖皮质激素类药物注射、理疗等治疗，暂时有好转，但运动一段时间后又反复发作，久治不能痊愈。

## 一、诊断要点

1. 有急性膝关节外伤肿胀，膝关节腔内血肿等病史。
2. 经治疗后反复发作，膝关节肿胀并抽出淡黄绿色液体。
3. 发作时膝关节有轻度胀痛及活动受限。X 光检查可发现关节积液，其他无异常发现。

## 二、治疗方法

1. 在严格无菌操作下，将关节内积液抽净，然后将 1% 利多卡因注射剂 3~5 毫升，曲安奈德注射剂 1 毫升，维生素 $B_{12}$ 注射剂 500 微克注入关节腔内。10 天 1 次，一般不超过 3 次。严重高血压病、糖尿病及其他严重肝肾功能疾病患者禁用。

2. 超膝关节石膏夹板外固定 6~12 周。反复发作病程越长固定时间就越长。

3. 中药内服

按照中医辨证施治进行用药，以利水消肿、活血通络为主。常用药物有：当归、赤芍、白芍、伸筋草、泽泻、猪苓、云苓、三棱、莪术、桃仁、三七、丹参、姜黄、乌药、牛膝、鸡血藤、木瓜、续断、黄芪等。每日 1 剂，连服 1 个月。

# 第十节 痛风性关节炎

痛风是尿酸盐沉积在关节囊、滑囊、软骨、骨质、肾脏、皮下及其他组织中引起相应的病损及炎性反应的一种疾病。欧美国家较我国更为多见。痛风是由于嘌呤代谢紊乱的遗传性疾病，以血中尿酸盐增高为其特点，但血尿酸增高者并不一定都产生痛风症状，肾功能衰竭、白血病、红细胞增多症、溶血性贫血症、恶性贫血、铅中毒、饥饿症和急性感染患者的血中尿酸虽然有增高现象，但极少发生痛风症状。所以高血尿酸仅是痛风病的一种标志，并不等于或代表痛风。

由于现代人们的生活水平提高，痛风性关节炎也随之增多，成为现代较常见的疾病之一。

## 一、诊断要点

1. 好发于 30~50 岁，男性较多于女性。

2. 有阵发性急性炎症发作的慢性关节炎，间歇期间症状完全或几乎完全消失。

3. 或有阳性家族史。

4. 血清尿酸增高至 5~6 毫克以上。

5. 部分患者有尿酸盐类痛风石。

6. 对治疗痛风药物反应良好。

## 二、治疗方法

1. 外治

用四虎膏局部外敷，如局部红肿发热则先用金黄膏外敷，待红热消退后再用四虎膏外敷。敷药后止痛效果良好，可免服西药止痛药。

2. 内治

以中药治疗为最佳，根据病情进行辨证施治。常用法则以祛风除湿、退热清痹、祛风散寒、祛湿通经、活血化瘀、通络除痹。常用药物有：当归、白芍、桂枝、僵蚕、地龙、独活、牛膝、鸡血藤、灵仙、防己、防风、伸筋草、制川乌、制草乌、薏仁、木瓜、五加皮、枸杞子、杜仲、连翘、二花、黄芩、黄柏、川芎、元胡、乳香、没药、桃仁、丹参、姜黄、红花、地丁、赤芍、乌药、川朴、苍术、佩兰、泽泻、猪苓、法夏等。

3. 其他

针刺艾灸，理疗热疗等。必要时可服用秋水仙碱、别嘌呤醇、保泰松、消炎痛等。有较大痛风结石患者还可采用手术切除。

# 第十一节　关节软组织损伤

软组织损伤属于中医伤筋的范畴，是骨伤科常见的疾病之一，多见于体力劳动者和运动员。而关节软组织损伤最为常见。尤其踝关节和腕关节，常因在行走和劳动生活中不小心，如踝关节扭伤，腕关节挫伤，常因处理不及时或处理不当而留下后遗症，造成关节长期慢性疼痛，严重者还会引起创伤性关节炎。因此不可小视。

## 一、诊断要点

1. 外伤史：有明显外伤史，如扭伤、挫伤、撞伤等
2. 局部肿胀、疼痛、压痛点明显、局部皮肤青紫瘀斑。
3. 患关节活动受限，活动时则疼痛加重，若下肢关节损伤后则出现跛行。
4. X 光检查可排除骨折及脱位情况。如果疑似韧带断裂伤，可做磁共振（MRI）检查确诊。

## 二、治疗方法

1. 复位

关节软组织损伤，尤其是扭伤，X 光检查虽然未发现骨折和脱位，但由于腕关节和踝关节是多块骨所组成，扭伤后

虽然没有明显脱位但小骨之间轻微错缝和紊乱是不可避免的。

因此，手法复位对功能恢复是很有必要的。具体方法：助手按住肢体上段，医生握住远端顺扭伤的方向作牵引，并在牵引下逐渐反折，恢复功能位。

2. 推拿

做向心性推揉，手法轻柔有利于消肿，否则会加重损伤，手法以推揉为主，关节间隙处点、按、轻摇关节等。

3. 外敷药膏

早期皮肤红肿外敷金黄膏，中后期或皮肤不红则外敷四虎膏，每日更换一次，损伤关节不宜活动，新伤一般 7 次可愈。

4. 固定

如果韧带损伤严重或有部分撕裂伤，须作石膏托超关节外固定，让组织彻底修复好，功能才能完全恢复。一般固定 1~2 周即可。

5. 中药

按中医辨证施治，常用法则为活血化瘀、行气止痛、利尿消肿。也可服用活血化瘀中药丸剂等。

# 第八章　典型病例

## 第一节　手术类

### 一、左胫骨内、外髁陈旧性骨折

丰某芳，女，19 岁。湖北省罗田县三里畈镇。1979 年 2 月 25 日入院。

【病史】患者于 1 个月前不慎跌伤左下肢，经当地民间医生治疗未愈，因左膝关节肿胀疼痛不能活动而来就诊。

【检查】左膝关节及膝下明显肿胀、压痛，且明显向外突畸形，患肢短缩约 1.5 厘米，膝关节活动受限。右足背动脉可扪及，足趾活动尚好，感觉存在。X 光拍片显示：左胫骨内、外髁骨折，骨折线从内下方斜向髁间隆突，与外髁下方斜向髁间隆突骨折线交叉，形成"人"字形骨折线，穿过关节面，远端向外上方移位，与塌陷外髁重叠嵌插约 1.5 厘米，有少量骨痂生长。

【治疗】患者入院后，进行了手术治疗方案专题讨论，一致认为该患者属关节内粉碎性骨折，必须开放手术治疗。由于当时条件所限，没有理想的内固定器材。上级医师认为手术复位后用克氏针由内、外髁向骨折远端做交叉固定即可。笔者认为不妥，因骨折线在内、外髁中间，且有分离塌陷，如内、外髁没有加压对合或留有间隙，必导致关节面愈合不平整，日后必然会引起创伤性关节炎而留下终身的后遗症。在上级领导刘培高科长（后任卫校校长）的支持和工厂及钳工胡国雄师傅的配合下，将内固定钢板和斯氏针加工成螺栓螺帽。骨折开放复位后，利用斯氏针螺栓尖端，用骨钻直接横穿内、外髁和远端，螺栓两端用钢板改制的螺帽同时对应拧紧加压，再从内外髁用较粗的克氏针向远端做交叉固定，整个内固定过程又快又稳妥，手术顺利，关节面对合非常平整。术后长腿石膏夹板外固定。术后 X 光拍片显示，骨折对位对线良好，内固定稳妥。

术后补液抗炎换药，两周后拆线，伤口一期愈合，拆线后改用超膝关节活动夹板外固定。出院后给以活血祛瘀，接骨续筋中药内服。术后 8 周复查 X 光拍片，骨折对位对线良好，有大量骨痂生长，关节面平整，解除外固定，嘱其加强功能锻炼。

半年后随访，患者功能完全恢复正常，取出内固定，无任何不适。

## 二、右股骨中段陈旧性骨折畸形愈合

朱某明，男，20 岁。湖北省罗田县三里畈镇车潭畈村。1979 年 10 月 5 日入院。

【病史】于 3 个月前不慎从高处跌下，伤及右大腿，当即送往当地乡镇卫生院治疗，至今未治愈，行走困难，故来求治。

【检查】扶杖跛行，右下肢明显缩短，右大腿畸形，轻度肿胀活动受限，未触及异常活动及骨擦音。足趾活动及感觉正常。X 光片显示：右股骨中段横形骨折，远端向外完全移位重叠 3.5 厘米，对线尚可，有大量骨痂生长。

【治疗】常规检查及术前消毒准备，实行切开复位，先用骨膜剥离器将骨痂凿掉，切除疤痕组织，充分游离骨折端，刮除骨折端硬化骨组织，利用杠杆力量将骨折两断端完全复位，然后用普通 8 孔钢板做内固定，缝合切口，股骨髁上横穿一斯氏针。术后患肢置勃郎氏架上牵引外固定，经补液抗炎换药 2 周后拆线，伤口一期愈合。经 X 光拍片，发现内固定钢板螺钉有松动现象，骨折有轻微移位，随即采用大腿四块杉树皮小夹板加矫正垫外固定，防止移位加重，拆除牵引弓及勃郎氏架，安装"自制固定牵引器"（此固定器制作论文曾在《北京中医》1998 年第 3 期杂志上发表），患者即可下地扶杖行走。其间给以中药内服，术后 1 个月拍 X 光片检查，见骨折对位对线良好，有少量骨痂生长。嘱患者继续扶杖行走活动，术后 2 个月拍 X 光片检查，见骨折对位对线良好，有大量骨痂生长，达临床愈合标准，拆除外固定器，嘱继续加强功能锻炼。

术后 3 个月，患者来院检查，弃杖行走自如无跛行，完全康复正常。

## 三、小儿麻痹症后遗症（左足尖下垂畸形）

徐某祥，男，19 岁。湖北省罗田县外贸冷库会计。1982 年 3 月 14 日入院。

【病史】患者两岁时因高烧 1 天后，逐渐出现左下肢跛行。7 岁时经医生用羊肠线埋线疗法，略有好转。但至今仍有严重跛行。

【检查】左足斜步样跛行，左小腿肌肉明显萎缩，左足轻度马蹄畸形，踇趾仰趾高弓畸形，其肌力检查：胫骨前肌一级，腓骨长短肌三级，余肌力均正常，左下肢短缩 1 厘米，跟腱挛缩，屈膝 45°时，被动足背伸可达 90°。

【治疗】根据以上检查情况，引起左足跛行的原因是小腿肌力不平衡所造成的。因此，在连硬外麻醉下，左足及小腿常规消毒，铺无菌巾，行跖筋膜切断，跟腱延长。伸踇长后移，胫后肌前移手术。术中顺利，术后长腿石膏夹板伸膝175°，足背伸 90°位外固定。术后换药补液抗炎治疗，伤口一期愈合，术后 1 个月解除石膏外固定，嘱加强功能锻炼和肌力的训练。

两年后随访，患者平路慢走基本不跛，其他均正常。

## 四、右侧股骨头无菌性坏死

瞿某刚，男，6 岁。湖北省罗田县骆驼坳镇。1983 年 3 月 11 日入院。

【病史】患儿 1 年前开始右髋部疼痛跛行，经当地医院多次治疗，效果不佳，患儿右髋仍疼痛跛行。

【检查】患儿跛行，右髋前后间隙压痛明显，前屈及内、外旋均受限，右大腿肌肉稍有萎缩，X 光拍片显示：右股骨头稍变扁，骨密度稍增高，关节间隙略变窄，为股骨头缺血性坏死。

【治疗】采用右髋关节滑膜切除术，改善局部血运。在全麻下，常规消毒铺无菌巾，采用右髋前外侧切口，切开皮肤皮下组织，钝性分离，显露关节囊，注意勿损伤神经及血管，将关节囊纤维层做十字切开，分离纤维层和滑膜，然后用长弯组织剪充分剪除前外侧滑膜组织。此时见滑膜组织增厚，色暗，股骨头变扁，股骨颈变短粗，经检查切除充分后，盐水冲洗切口，然后褥式缝合关节囊纤维层，按层缝合切口。术后外展位皮牵引 1 个月，重量为 1.5 千克，并服中药 1 个月。3 个月后复查，患儿走路不跛不痛。

两年后随访，患儿行走正常，无任何不适感。

## 五、右桡骨小头陈旧性骨折

刘某，女，3 岁。湖北省麻城市张家畈乡张家畈村。1983 年 7 月 3 日入院。

【病史】患儿于 40 天前因跌伤右肘关节，当即疼痛，肿胀，活动受限，经当地民间医生治疗，仍无效果，右肘关节仍不能伸屈活动。

【检查】右肘关节外侧轻度肿胀，压痛点明显，轻度肘外翻。右手指活动及感觉尚好。右肘关节伸屈活动受限。X 光拍片显示：右桡骨小头骨折，向外翻转移位 180°。

【治疗】入院后准备手术治疗，进行术前检查及准备，无手术禁忌症。采用肘外侧切口，切开皮肤皮下组织，钝性分离，注意保护桡神经深支，将粘连的软组织切断松解并切除疤痕组织，用布巾钳夹住桡骨小头，使其复位，然后用克氏针作交叉内固定，术后石膏托屈肘 90° 位外固定，术后拍 X 光片显示：右桡骨小头骨折复位内固定后对位对线良好。

术后补液抗炎，伤口一期愈合。21 天后拔除克氏针，改用杉树皮小夹板外固定，轻微活动肘关节。

1 年后随访，患儿右肘关节活动自如，功能完全恢复正常。

## 六、右肱骨内上髁陈旧性骨折（骨片移向关节腔内）

王某清，女，14 岁。湖北省罗田县北丰乡北丰村。1983 年 10 月 11 日入院。

【病史】患者于 8 个月前不慎跌伤右肘关节，当即右肘关节肿痛畸形，经当地民间医生按肘关节脱位复位后，畸形消失，但肘关节伸屈活动至今仍受限，感觉关节内像有东西塞住一样。

【检查】一般情况尚好，右肘关节无明显畸形，肘三角存在，肘关节轻度肿胀，肘内侧轻微压痛，并触及有骨块样感觉，右肘关节呈 90°僵硬状态，手指感觉及活动尚可。X光拍片显示：右肱骨内上髁陈旧性骨折，骨片移向关节腔内。

【治疗】术前讨论，当年县医院外科多数医生认为，该患者治疗意义不大，即使手术治疗效果也不理想。笔者认为，该患者如不进行手术治疗，右肘关节功能会基本丧失，如果手术将骨片完整取出，恢复肘关节功能有一定希望。最后笔者决定手术治疗，采用肘内侧切口，切开皮肤皮下组织后，小心游离尺神经，用橡皮片拉向前方，进入关节腔，小心将骨片切除，注意勿损伤关节面及血管神经，清除疤痕组织，松开止血带，彻底止血，缝合关节囊。将尺神经放回原处，脂肪组织包埋，按层缝合切口，手术顺利。术后第 2 天嘱患者开始做握拳锻炼，术后第 5 天嘱患者开始做肘关节轻微屈伸活动，两周拆线后加大肘关节活动度，并用熏洗中药煎水热敷，每日两次，每次 1 小时，患者每日给予被动活动 1 次约半小时，同时内服中药活血化瘀、通经活络。术后 1 个月患肘关节伸 170°，屈 70°。嘱继续加强功能锻炼。

1 年后随访，患者右肘关节活动自如，功能完全恢复正常。

## 七、右踝关节开放性脱位并感染后骨坏死关节缺损

潘某，女，16 岁。湖北省罗田县大河岸中学。1984 年 5 月 7 日入院。

【病史】患者 1 个月前不慎从约 4 米高处跌下，当即右足内踝皮肤破裂出血，疼痛不能站立，活动受限，急诊收住外科，诊断为"右踝关节开放性脱臼"（胫骨下端从内侧伤口部分脱出），入院后，立即行清创缝合术复位及补液抗炎治疗，几天后伤口化脓感染，内踝骨外露，经每日换药 1 次及补液抗炎治疗近 1 个月，伤口仍无缩小，且脓性分泌物较多。这时患者父亲很着急，多次找笔者，要求会诊，寻求最佳治疗方法，由于外科主管医师未提出会诊，笔者不便跨科治疗，后经医院领导出面组织会诊，该科主管医师认为：拍 X 光片显示未发现骨质坏死（当年无 CT 拍片条件），他们治疗方法正确，没有转科治疗的必要。10 天后患者病情毫无好转进展，此时，患者父亲多次向医院领导反应，要求再次会诊。这次会诊在外科其他医师及主管医师的诚恳要求

下，笔者发表了该患伤口久治不愈的看法，认为：内踝骨长时间外露，无血运软组织覆盖，且在感染炎性分泌物的浸润下，骨质肯定会坏死，形成病灶（X光平片不易显示），病灶不清除，伤口难以愈合，这就是伤口久治不愈的原因。经协商，该患者转入我科治疗。患者其他情况尚可，无手术禁忌症。

【检查】患者一般情况尚可，右内踝处约5厘米×5厘米近圆形创口，有较多脓性分泌物，内踝骨完全外露无血运，颜色呈灰白。X光片显示：骨密度稍减低，无明显岛状死骨。

【治疗】分三期手术治疗。

第一期治疗：清除坏死骨病灶，愈合创口。第二期，创口愈合半年后，切除愈合疤痕组织，做小腿交腿皮瓣转移术。第三期，待皮瓣转移成活过半年后，做胫距关节融合并植骨术，待恢复行走功能。

患者转科后立即行第一期手术，在腰麻下，创口无菌消毒，用骨刮匙将内踝死骨刮除，术中所见情况同术前判断一样，死骨灶轻轻一刮就刮掉了，正常骨质不易刮除。经彻底清除死骨后，见胫骨下端关节面内侧缺损1/2，纵长为4厘米，然后冲洗创口，无菌凡士林纱布填塞创口，无菌包扎，术毕，术后以凡士林纱布换药，每日1次，创口逐渐减小，经15天换药及补液抗炎治疗，创口已完全疤痕愈合，患者出院。

第二期治疗：在第一期创口疤痕愈合半年后，于1984年12月15日患者再次入院治疗，入院时见左足内踝处呈疤痕挛缩，足呈内翻畸形。入院后进行常规备皮消毒，准备做小腿交腿皮瓣转移术，消除创口疤痕组织，双小腿常规备皮

3 天后，开始皮瓣转移手术，患者在连续硬膜外麻醉下，双小腿及足常规消毒，铺无菌巾。首先彻底切除创口疤痕组织，再根据创口面积选择健侧小腿下段内侧供皮区面积和合适部位。用盐水纱布保护创口，再在供皮区后方切开周长的 3/5，切开皮肤皮下组织并游离皮瓣，盐水冲洗后，将切开皮瓣与受皮区创口前缘对接缝合，再将供皮区后缘与受皮区切开的创口后缘对接缝合以消除创面外露。注意皮瓣放松勿扭转。然后，在皮瓣上方约 15 厘米处，用一斯氏针横穿双侧胫骨固定，无菌包扎创口。双足部用石膏绷带稳妥固定，注意勿影响血运，术毕。术后每日换药 1 次，并检查皮瓣血运情况，补液抗炎防感染，经观察皮瓣血运良好，术后第 28 天，实行断蒂试验，皮瓣血运仍良好，故解除石膏和拔除斯氏针固定，常规消毒，切断供皮区皮瓣蒂与受皮区创口后缘缝合，供皮区创面采用中厚皮片植皮，植皮术后两周，供皮区皮片及受皮区皮瓣均成活良好，患者出院。

第三期治疗：患者皮瓣成活半年后，于 1985 年 9 月 20 日，患者第 3 次入院治疗。患者入院后常规消毒备皮 3 天，准备行右胫距关节融合并植骨术。在连续硬膜外麻醉下做踝前纵切口约 8 厘米，显露踝关节，见胫内侧关节面由于缺损较多而使足内翻严重，并有弹性固定感，予以将关节内粘连疤痕组织彻底清除，并切除胫距、腓距关节面软骨，盐水冲洗创口，测量胫内侧骨缺损高度约 4 厘米，将盐水纱布填充塞紧止血备用。第二切口在外踝上 10 厘米处做一约 5 厘米纵切口，将腓骨切取 4 厘米备用，创口暂不缝合。第三切口在左侧髂嵴做一约 6 厘米切口，切取长条髂骨和薄骨片，尽量多切，以备植骨用，缝合此切口，将第一切口盐水纱布清除，将切取 4 厘米的腓骨骨膜刮除干净，放入胫距关节内侧，上端卡在胫骨内侧，下端插在事先凿好的距骨槽内。将腓骨剩余的下段的上端做一粗糙面，并在相对应胫骨外侧做一浅骨槽，在外踝做一小切口并修平腓骨下端膨大部，将距骨外侧做一浅骨槽，在踝关节背屈 95° 位，无内外翻的功能位情况下，分别用螺丝钉将腓骨下段与胫骨、距骨固定。然后将取下的髂骨填塞胫距空隙，并用薄骨片塞紧，经检查固定稳妥后，盐水冲洗，缝合第一、第二切口。术后超膝、踝关节长腿石膏夹板外固定。术中较顺利。术后补液抗炎、换药，创口生长较好，两周拆线，创口一期愈合，术后 1 个月更换行走石膏，扶双拐练习负重，并内服中药，处方：当归 10 克、白芍 12 克、杜仲 10 克、续断 10 克、桃仁 10 克、三七 10 克、云苓 12 克、红花 8 克、丹参 20 克、姜黄 10 克、川芎 10 克、生地 12 克、丹皮 10 克、怀牛膝 10 克、黄芪 10 克，每日 1 剂，连服 1 个月。

经固定 3 个月后拍摄 X 光片显示，见有中量骨痂生长，故此，解除石膏固定，练习行走，加强功能锻炼。

1 年后随访，患者弃杖平地行走，基本无跛行。X 光拍片显示，右踝关节已骨性融合。

## 八、小儿麻痹症后遗症（左足马蹄高弓畸形）

肖某峰，男，19 岁。湖北省罗田县林业局（黄冈农校八二级学生）。1985 年 2 月 4 日入院。

【病史】患者因两岁时发烧后左下肢开始跛行，经诊断为"小儿麻痹症后遗症"，并多次治疗无明显效果，至今仍左足尖着地跛行，足跟不能放平行走，给生活带来不便。

【检查】左小腿肌肉明显萎缩，左足呈尖足马蹄样高弓畸形，足踇趾仰趾畸形，小腿肌力减弱。跟腱挛缩，左下肢短缩0.5厘米，一般情况尚好。

【治疗】患者入院后常规消毒备皮3天，施行矫形手术治疗，在连续硬膜外麻醉下，左小腿及足常规消毒，铺好无菌消毒巾。

第一切口，在足跟内侧，沿跖侧皮肤与背侧皮肤交界处，做一长2厘米的小切口，用尖刀伸进切口内皮下组织与跖筋膜之间，此时，被动用力背伸前足，使跖筋膜紧张，将跖筋膜附着部横形切断，使足弓获得最大限度地松弛，然后缝合此切口。

第二切口：以第一跖趾关节为中心，沿踇长伸肌腱做一约5厘米长的纵切口。切开皮肤皮下组织。显露分离踇长伸肌腱并将其挑起，在距止点0.5厘米处切断，在末端缝一牵引线备用，再在第一跖骨头背侧横钻一骨孔，将牵引线穿过骨孔，暂不缝合，盐水纱布保护切口。

第三切口，在跟腱内侧做一约10厘米长纵切口，切开皮肤皮下组织，切开肌腱膜，将跟腱显露挑起，用尖刀将跟腱作额状面"Z"形切断，盐水纱布保护切口备用。

第四切口：作足外侧弧形切口，切开皮肤及皮下组织，显露跟距、跟骰及距舟三个关节，注意勿损伤足背动脉。用宽骨刀将三个关节面作楔状切除，使足能背伸90°功能位，经检查对合严密后，盐水冲洗，盐水纱布保护切口，由一助手将足扶持固定切骨后功能位置。然后，将延长的跟腱作两侧间断缝合及缝合该切口。再将第二切口中的踇长伸肌腱由骨孔拉出拉紧并与该肌腱相互重叠缝合固定，然后，将切断的踇长伸肌腱的远侧端缝合在关节囊上，以防踇趾下垂，缝合第二切口。在助手一直扶持固定足功能位情况下检查第四切口三关节对合情况，所见对合良好，缝合第四切口，加压包扎，术毕。术后超膝踝关节功能位长腿石膏夹板固定。术后补液抗炎、换药，两周后拆线，伤口生长良好。1 个月后更换管形行走石膏固定，术后 3 个月后拆除石膏，拍 X 光片显示，骨融合生长良好，已达临床愈合，嘱其加强功能锻炼。

1 年后随访，患者全脚放平行走，活动自如，与正常人相差无几。此病例曾在 1985 年 11 月 5 日《罗田科技报》（第 118 期）由肖文以简讯报道。

## 九、右膝关节剥脱性骨软骨炎（关节腔内游离体）

方某某，男，45 岁。湖北省罗田县凤山镇。1985 年 10 月 7 日入院。

【病史】患者于半年前因右膝关节扭伤后，开始出现右膝关节"卡住"现象，有时可触及一物体在关节腔边缘，有时行走正常，有时有不适感。

【检查】右膝关节无明显肿胀，亦无压痛，经反复内旋膝关节后，关节内一游离体移向外侧"膝眼"，并可触及一皮下游离体约小蚕豆大。X 光拍片显示：无异常发现。关节腔造影显示：右膝关节内一约 0.8 厘米×1 厘米的游离体。

【治疗】患者仰卧手术台上，首先作右膝关节内旋，使游离体移向外膝眼皮下，膝关节呈半屈曲位，由助手固定好此体位，局部常规消毒，然后用注射针头刺入游离体内固定，防止游离体滑动，在局麻下再顺针头旁切开皮肤及皮下组织约 4 厘米，直达游离体并显露，即可用组织钳取出游离体。此手术方法简单，患者创伤小，痛苦小，疗效亦好。

## 十、臀部肌注青霉素（损伤坐骨神经）引起右足尖下垂

董某坤，男，12 岁。河南省潢川县仁河公社七大队。1987 年 3 月 10 日入院。

【病史】患者于 60 天前因患感冒，由乡村医生在右侧臀部肌肉注射青霉素 40 万单位，推完药拔针后即感右下肢行走困难，并逐渐出现右小腿外侧皮肤感觉减退，跛行。曾在当地医院服药针灸治疗后略有好转，但仍有跛行。门诊以"右侧坐骨神经损伤"而收入住院治疗。

【检查】一般情况尚好，右小腿肌肉轻度萎缩，足尖下垂并内翻畸形，小腿外侧皮肤感觉减退。胫骨前肌、腓骨长短肌、伸𧿹及伸趾肌力均为零级，余肌力正常。

【治疗】患者入院后即以维生素 $B_1$、$B_{12}$ 和加兰他敏等营养神经药物肌注，并作针灸理疗等治疗，20 天后，仍无明显效果，右小腿外侧肌力还是零级。故决定作胫骨后肌前移手术治疗，替代小腿前外侧肌力。患者在全麻下进行手术，在右足舟状骨内侧做一约 3 厘米的纵切口，将胫后肌止点切下，再在骨间膜开窗，将胫骨后肌通过骨间膜转移至前方，足背伸外翻位将肌腱固定在骰骨上（骰骨钻孔固定）。术后超踝背伸 85°外翻位小腿石膏夹板外固定。术后补液抗炎治疗，伤口一期愈合，1 个月后解除外固定，指导患者进

行肌力训练。

1 年后随访，患者行走基本不跛，行动自如，生活无障碍。

## 十一、左侧先天性髋脱臼（失败病例）

程某，女，10 岁。河南省潢川县仁河公社涂棚大队。1987 年 3 月 10 日入院。

【病史】患儿 3 岁开始走路，自走路后即发现跛行，走路不稳，左下肢短缩。7 岁时，经当地医院拍 X 光片，诊断为"左侧先天性髋脱位"，治疗无效，经人介绍，来我院要求手术治疗。

【检查】一般情况尚好。患儿左下肢呈内收样跛行，臀部明显后突，左下肢短缩约 2 厘米。左下肢套叠试验阳性，髋膝屈曲外展试验强阳性。X 光片显示：左髋关节完全脱臼，髋臼变浅，髋臼指数为 45°，股骨头位于髂骨翼部分。股骨颈前倾角增大，颈干角变小。

【治疗】患儿入院后，我们进行了全面的身体检查和病情分析，并由业务院长牵头组织会诊，大家认为该患儿为三度先天性髋脱位，脱位较严重，而且患儿年龄偏大。术后效果可能不理想。但由于患儿的父母亲，坚决要求试一试。因为他曾去过其他医院，都说没有办法治疗，只有手术试一下，抱着最后一线希望。于是我们决定：先作骨牵引，待股骨头拉至髋臼水平线后再考虑手术治疗。

会诊后，我们采用左股骨踝上持续骨牵引，重量为 6 千克。牵引后，每天测量患肢长度，观察股骨头拉下进度，第

8 天测量双下肢等长，摄 X 光片示：股骨头已拉下至髋臼水平线，经患者父母签字，继续维持牵引 4 天，准备行左髋关节切开复位、髋臼造盖、转子间旋转截骨术。

我们采用髋关节前侧切口，并充分向后及向下延长，切开显露髋臼及股骨头、颈、转子部，见髋臼变浅、变形而不光滑，髋臼上缘上 1 厘米多处有一假性髋臼，但较浅。股骨颈前倾角增大，颈干角变小，术中先将髋臼内软组织清除干净，注意保护髋臼软骨，试行复位，见足呈内旋位，故将股骨转子间截断，然后旋转，将颈干角和前倾角调至正常角度，再用钢板螺丝钉固定。将髋臼上缘切一骨槽，取髂骨使用"嵌入骨片法"，造髋臼盖。然后彻底止血，盐水冲洗切口，复位股骨头，将破损关节囊及周边软组织缝合，稳定股骨头，然后按层缝合切口，术中较顺利，术中输血 600 毫升，术后患肢外展 30°，内旋 15°，屈膝 10° 体位，用单髋人字石膏固定。术后补液抗炎，伤口一期愈合而出院，嘱其石膏固定 3 个月后来院复查，拆除石膏。

【随访】患儿出院半年后，患儿父亲来信告知：因来院复诊不方便，故出院后 3 个月在家里自行拆除石膏，开始下地练习行走，仍是跛行，半年后仍未恢复正常行走，并患肢逐渐短缩恢复至术前，说明手术失败。经分析，究其原因有三：一是患儿年龄偏大，脱位时间较长。二是髋臼浅而变形，股骨头容易滑出。三是术前虽然将股骨头强行拉至髋臼水平线，但由于臀部肌肉牵拉的回缩力仍在，如果术后不用石膏固定，而继续用牵引的办法，待牵引 3 个月后，髋臼造盖达骨愈合后再解除牵引，可能疗效有所改善。此经验有待日后广大学者予以总结。

## 十二、小儿麻痹症后遗症（双侧股四头肌瘫）

黄某乔，男，11 岁。湖北省罗田县石源河乡花石桥村。1988 年 4 月 18 日入院。

【病史】患者 3 岁前有发烧病史，3 岁多开始走路，即发现行走不稳，双下肢无力，1984 年曾去荆门市某医院就诊，诊断为"小儿麻痹症后遗症"而收入住院，并行双侧"跟腱延长术"。至今未见明显好转。

【检查】双下肢呈摇摆样跛行，双下肢肌肉明显萎缩，皮肤感觉正常。双下肢肌力相同，其肌力为：髂腰肌 3 级，缝匠肌 2 级，股四头肌 2 级，其余肌力基本正常。余无异常发现。

【治疗】该患者走路摇摆不稳，主要是伸膝的股四头肌力弱造成，因此，我们采用半腱肌和股二头肌转移至髌骨上固定，代替股四头肌，重建伸膝装置，保持膝关节伸屈肌力的平衡。为了减少患者痛苦，手术分两组，双下肢"双代股四头肌"手术同时进行，术后伸膝 175° 位长腿石膏夹板固定 1 个月。术后补液抗炎，伤口一期愈合。解除石膏后，逐渐加强肌力的训练。

两年后随访，患者步态基本正常，生活无障碍。

## 十三、先天性肌性斜颈

朱某伟，男，4 岁。湖北省罗田县三里畈镇车潭畈村。1990 年 5 月 10 日入院。

【病史】患儿自出生后头颈向右侧倾斜，当时父母不在意，后来逐渐加重，被动活动亦不能扳正，经当地医生按摩，未能恢复正常。

【检查】头颈向右侧倾斜约 40°，头颈向左侧扳时则右侧胸锁乳突肌紧张挛缩，面部变形，X 光拍片，颈脊柱向右侧弯曲，未发现骨质病变。

【治疗】手术切断右侧胸锁乳突肌锁骨头。患儿手术在全麻醉下进行，在右锁骨上 1 厘米处做 3 厘米横切口，切开皮肤后，钝性分离，将胸锁乳突肌锁骨头全部挑起，注意勿损伤锁骨下神经血管，在距锁骨 1 厘米处分层切断并止血，经检查胸锁乳突肌全部切断松弛后，头颈即可偏向健侧。然后，彻底止血缝合切口。术中顺利，术后颌部向右、头偏向左侧，稍矫枉过正石膏围领固定 3 个月，3 个月过后拆除石膏，嘱其加强颈部功能锻炼，并注意头颈部不要向右侧偏。

3 年后随访，患儿头颈部位正常，无偏歪。头颈部活动自如，面部变形已逐渐恢复正常。

## 十四、第三腰椎骨结核

余某专，男，13 岁。湖北省浠水县清泉镇角岭村。1997 年 5 月 20 日入院。

【病史】患者于 1 年半以前开始腰部不适，时有低烧，经服药（药名不详）没有明显效果。一个多月后，逐渐出现右大腿前内侧一脓肿破溃流脓，经当地医院抗炎及换药治疗无明显效果，至今已 1 年多也一直未明确诊断，故来找笔者求治。

【检查】患者体温 37.5℃，形体消瘦，精神萎靡，第三腰椎棘突处向后凸出畸形，轻微压痛，右大腿前内侧股三角处下方一较深窦道，窦道向上较深，未探到底，有较稀脓性分泌物流出。查血沉升高，白细胞总数不高，腰椎 X 光拍片显示：第三腰椎椎体骨结核，椎体破坏压缩 2/3，成楔形样改变。

【治疗】

1. 患者在全麻情况下，我们和普外科医生配合，采用腹膜外前方切口清除病灶，病灶彻底清除干净后，用盐水冲洗脓腔和通向大腿之间的窦道，将异烟肼注射剂 0.1 克，链霉素注射剂 0.5 克和青霉素 400 万单位，放入病灶处和窦道内，彻底止血，逐层缝合切口。术中顺利。术后补液抗炎，抗结核治疗，股三角窦道口处用链霉素注射粉剂灌入换药引流，术后 12 天，切口和窦道口彻底愈合。

2. 带药出院

（1）西药抗结核药带 3 个月剂量。

（2）中药"骨痨敌"（黄芪 500 克，骨碎补 500 克，三七 500 克，乳香 500 克，没药 500 克。上药共碾细粉末，开水冲服。每日服三次，每次服 4 克）带半年剂量。

半年后随访，患者已痊愈，未见复发，且食欲增加，体质增强。

## 十五、右股骨陈旧性骨折畸形愈合并左足距骨陈旧性粉碎骨折

周某林，男，49 岁。湖北省浠水县巴河镇团山村。1999 年 10 月 18 日入院。

【病史】患者于 3 个月前，因挖矿石被掉下来的石头砸伤双下肢，当即剧痛不能活动，随后送往浠水县某医院住院

治疗，经拍片诊断为"右股骨骨折和左距骨骨折"。并进行了右胫骨结节牵引和左跟骨牵引及小夹板固定，住院2个月后拆除牵引，回家作功能锻炼1个月，双下肢仍不能站立，经人介绍找笔者治疗。

【检查】一般情况尚好，右大腿明显向前外凸严重畸形，未触及异常活动及骨擦音，足趾活动及感觉存在，右膝关节活动较差。左踝关节肿胀畸形，活动受限，踝关节呈僵硬状态，足趾可活动，感觉存在。X光拍片显示：右股骨中段长斜形骨折，远端向前、向外侧移位1.5厘米并旋转成角30°，有大量骨痂生长。左距骨陈旧性粉碎性骨折，大部分骨块向后内翻转分离移位2厘米。

【治疗】患者入院后，常规术前检查，无手术禁忌症，准备分两次手术治疗。第一次行右股骨开放复位术，常规消毒备皮3天，在连硬外麻下，进行开放复位及钢板内固定，复位时凿去骨痂，切除疤痕及硬化骨组织，然后正确复位，用8孔钢板内固定，盐水冲洗，彻底止血，缝合切口，术后石膏夹板外固定，补液抗炎，伤口一期愈合，术后以活血祛瘀，接骨续筋中药煎服，每日1剂，连服1个月，术后2个月拍X光片显示：骨折对位对线较好，有中量骨痂生长，解除外固定石膏，准备进行第二次手术。

由于左足手术难度较大，笔者建议去武汉大医院，但患者由于经济等原因，坚决不去，恳求笔者为他解除痛苦并恢复体力劳动。经反复考虑，决定行左胫距及跟距关节融合术。常规消毒备皮3天。在连硬外麻下，取踝外侧大弧形切口，切口绕外踝至腓骨下端，切开皮肤及皮下组织，避开神经血管，显露胫距及跟距关节，见距骨骨折后大半部向后内侧移位分离约 4 厘米，并与周围软组织疤痕粘连较紧，予以细心分离，清除骨痂和疤痕组织，将距骨复位，并将胫距和跟距关节面软骨全部切除。在外踝上 10 厘米处将腓骨切断，并将下段腓骨游离向下用螺钉固定在跟骨上，上端固定在胫骨上，先将骨与骨接触面上的骨膜去掉，凿一骨槽使接触面大，且在踝足背伸 90° 功能位固定。再从髂骨处取松质骨片填塞距骨缺损处，盐水冲洗切口，按层缝合。术后长腿石膏夹板外固定。抬高患肢，密切观察患肢血运情况，每日伤口换药一次，观察伤口情况。由于切口过大，手术时间长，术后第 3 天伤口肿胀较重，张力大血运差，伤口液化，故在切口最低处拆除数针缝线，开放引流换药，每日 1～2 次。并更换管形石膏，开窗换药。经过 28 天抗炎换药和二期缝合治疗，伤口完全愈合，修补外固定管形石膏，患者带活血通络，接骨续筋中药出院。

患者出院 3 个月后来院复查，见患者可以扶杖行走，右下肢可以负重，故将左足石膏拆除，拍 X 光片显示：左足踝关节骨融合较好，有中量骨痂生长。嘱加强功能锻炼。

1 年后随访，患者平地行走基本不跛，能够正常从事农业生产劳动，还可以挑一百多斤重担，患者高兴无比，送锦旗一面。

## 十六、右肱骨内髁骨折

王某昆，男，15 岁。湖北省黄冈市黄州区胜利南村。2002 年 5 月 26 日入院。

**【病史】**患者于 2 小时前不慎跌倒，当即右肘部疼痛活动受限，经拍 X 光片诊断为"右肱骨内髁骨折并严重移位"，笔者认为，应尽早手术治疗。当时患者父亲不相信，拿着 X 光片找到黄州两家大医院的骨科主任看后，都说要通过手术治疗，最后，患者父亲还是选择找笔者手术治疗。

【检查】患者一般情况较好，右肘内侧明显肿胀，压痛，可触及骨擦音，肘关节伸屈活动受限，桡动脉可扪及，右手指活动及感觉尚好。X 光拍片显示：右肱骨内髁骨折，骨片向内 120°翻转移位。

【治疗】患者入院后，常规检查，无手术禁忌症，常规消毒备皮 3 天，在臂丛麻醉下，取右肘内侧切口，切开皮肤皮下组织，保护好尺神经和血管，清除骨折间软组织，将肱骨内髁骨折解剖对位，并用双克氏针交叉内固定，盐水冲洗，按层缝合切口，术后石膏托右肘关节屈曲 90°位外固定，术后拍 X 光片显示：骨折对位对线良好。5 周后解除石膏外固定，逐渐锻炼肘关节。

半年后随访，右肘关节活动自如，完全恢复正常，故取出内固定。

## 十七、右侧跟腱挛缩并尖足畸形

周某艳，女，19 岁。湖北省黄冈市黄州区陶店乡何家楼村。2005 年 4 月 8 日入院。

【病史】患者 6 岁时被木棍打伤右小腿后侧肌肉，当即疼痛，活动受限，前足着地行走则疼痛减轻，由于父母大意没有及时治疗。过了很长时间，虽然小腿肌肉不痛，但足后跟不能平放行走，后在当地做推拿等治疗，未见效果，找当地几家医院医生看过，都说没有好办法治疗，去武汉市某医院就诊，医生说可以做矫形手术，但医药费用大约要 5 万元，由于经济困难，未能如愿，故找笔者就诊。

【检查】患者右足马蹄尖足跛行，腓肠肌轻度萎缩，跟腱挛缩，高弓尖足畸形，诸肌力均正常，足趾感觉及活动良好。右足 X 片显示：足呈高弓，跗骨呈背凸畸形，跟骨较健侧稍小。

【治疗】患者入院后行术前检查，常规消毒备皮 3 天，在连续硬膜外麻醉下行右足跟腱延长术，跖筋膜切断及跟骰、跟距、距舟三个关节面切除融合术，切除后足背屈刚好 90°，然后缝合跟腱及切口，缝合时由助手固定好足背屈 90°，一刻也不能放松，防止软组织夹入三关节切除后的间隙内，以免引起融合骨愈合不良。术中顺利，术后超膝踝关节足背屈 90°长腿石膏夹板外固定，术后补液抗炎，伤口一期愈合。术后 1 个月去掉石膏夹板，更换小腿及足管形行走石膏，患者可以扶杖下地行走锻炼，并口服接骨丸，术后 3 个月拆除石膏固定，拍 X 光片显示：骨融合对位较好，有大量骨痂生长，嘱继续加强功能锻炼。

半年后随访，患者完全恢复正常，平路行走不跛。

## 十八、右肱骨中下段斜形骨折并右尺桡骨折

刘某生，男，46 岁。湖北省黄冈市毛纺厂（机械维修工）。2006 年 1 月 4 日入院。

【病史】患者于今日上午 10 时许，在修理织布机时，右上肢不慎被机器卷入，当即疼痛难忍不能活动，随后送来我

院治疗。

【检查】一般情况尚好，右上臂及前臂均有畸形，肿胀压痛，可触及异常活动及骨擦音，右手指感觉及活动尚可，X 光拍片显示：右肱骨中、下 1/3 斜形骨折，远端向内及向后移位 1/3，右桡骨中段横形骨折，远端向内向前移位，尺骨上段短斜形骨折，远端向前移位。

【治疗】入院后进行了术前检查，无手术禁忌症，术前常规消毒备皮 3 天，在臂丛麻醉下，首先行肱骨切开复位及钢板内固定，术中注意保护桡神经及血管，然后行桡骨切开复位钢板内固定，再行尺骨切开复位克氏针髓内固定，术中顺利。术后屈肘 90° 石膏夹板外固定，术后补液抗炎，伤口一期愈合，为防止骨折迟缓愈合，采用中药内服，活血化瘀，补肝益肾，接骨续筋。将中药加工成丸药，连服 6 周。患者很快恢复健康，经拍 X 光片复查：三处骨折均对位对线良好，有大量骨痂生长。解除外固定，嘱加强功能锻炼。

半年后随访，患肢完全恢复正常功能，故手术取出钢板。

# 第二节　非手术类

## 一、左肩关节周围炎（冻结期）

周某澄，男，49 岁。湖北省罗田县财政局干部。1976年 3 月 19 日入院。

【病史】患者左肩关节疼痛已 7 个月，自觉左肩僵硬怕冷，患肩疼痛尤以夜间为甚，左肩关节上举、外展、外旋、背伸活动严重受限，生活难以自理，曾在当地医院做按摩、理疗等未见好转，故来我院（时为湖北省黄冈卫生学校附属医院）住院治疗。

【检查】一般情况尚好，左上肢下垂，患肩怕被人触碰，左肩三角肌轻度萎缩。肱二头肌长头肌腱部、冈上肌附着点、三角肌前后缘、冈下肌和小圆肌起点等处都有不同程度压痛。左肩关节呈僵硬状态，强迫被动活动则疼痛难忍。X光拍片显示：左肩关节构成各骨均未发现异常。

【治疗】

1. 护理：肩关节护理非常重要，主要是护肩保暖。尤其是夜间，嘱患者自备肩关节棉护套，上至肩周围，下至肘关节上部，每晚睡前绑上，这对治疗效果起到很重要作用。

2. 治疗分三段进行

第一阶段进行左肩臂部推拿按摩理筋手法，以搓、摇、提、抖、揉、点等手法，使肩关节作被动内收、内旋、外展、外旋、上举等动作，每日一次。并内服中药，处方：当归10克、白芍12克、桂枝10克、制川乌10克、制草乌10克、白芷10克、羌活10克、灵仙10克、丹参20克、川芎10克、桃仁10克、乳香10克、没药10克、杜仲10克、伸筋草10克、乌药10克、黄芪10克、鸡血藤20克、防风10克。每日1剂，连服10天。嘱咐患者每日坚持肩关节上举、外展、外旋、背伸、内旋等各方向功能锻炼。经治疗半月后，患者关节功能恢复了1/3。但由于关节囊及韧带等深部粘连，进一步用上法治疗恢复很慢，强行被动活动时则患者疼痛难忍。

第二阶段是徒手剥离粘连，患者平卧，在肌间沟臂丛麻醉下，医者用手保护肱骨外科颈不被折断的前提下，用轻柔手法，将上肢上举180°，外旋内收手摸对侧肩部。内旋背伸手摸对侧肩胛骨，再内收外展旋转肩关节，术毕。手法时可听见粘连撕裂声。

第三阶段，嘱咐患者每日坚持锻炼。给患者每日做按摩一次，主动和被动活动肩关节使之达到剥离粘连后的功能位。内服中药，处方：当归10克、白芍12克、泽泻15克、僵蚕10克、地龙10克、桑枝20克、桂枝10克、三七10克、制川乌8克、制草乌8克、丹参20克、川芎10克、元胡12克、杜仲12克、赤芍10克、桃仁10克、乌药10克、伸筋草10克、黄芪10克，连服15剂。患者活动基本不痛，功能正常。嘱继续坚持功能锻炼，患肩用护套夜间保暖。

两年后随访，未见复发。

## 二、右肩关节脱位

汪某，男，32岁。湖北省罗田县三里畈镇汪家垅村。1981年5月9日就诊。

【病史】两天前跌伤右肩，经当地医生诊断为"右肩关节脱位"，经多次多人牵拉复位未能复位成功，右肩疼痛难忍，不能活动。

【检查】右肩关节严重肿胀、畸形、肩峰下空虚，患侧肘不能贴胸，手指活动尚好，桡动脉可扪及，肌肉发达强壮。X光拍片显示：右肱骨头腋下脱位。

【治疗】采用足蹬复位，先一人复位未能成功，继而令一助手在上臂协助牵拉，加大外旋外展力度并外旋几下，大约一分钟左右，只感觉"咯得"一声，然后内收内旋上肢屈肘贴胸。经再次拍 X 光片显示：右肩关节完全正常。复位后患肩外敷活血消肿膏，每日 1 次，连敷 7 天，前臂悬吊胸前，内服凉血活血通经中药 7 剂。两周后解除悬吊绷带。嘱患者循序渐进加强功能锻炼。

## 三、右胫腓骨中、下 1/3 骨折并迟缓愈合

陈某和，男，41 岁。湖北省罗田县三里畈黄冈通用机械厂。1981 年 9 月 3 日入院。

【病史】2 个月前跌伤右小腿，在黄州某医院确诊为"右胫腓骨骨折"并做牵引治疗，经住院牵引治疗 2 个月后，仍无明显骨痂生长，认为骨折有不愈合的可能，考虑做截肢手术。由于患者坚决不同意截肢，故来我院要求治疗。

【检查】右小腿轻度肿胀，中、下 1/3 处有压痛，可触及异常活动，足背动脉可扪及，足趾活动及感觉尚好，跟骨有一牵引针，X 光片显示：右胫腓骨中下 1/3 横形骨折，胫骨远端向后、向外轻度移位，骨折间隙稍宽，对线尚可，无明显骨痂生长。

【治疗】消毒后拔除跟骨牵引针，无菌包扎，手法矫正移位的骨折端，然后用 5 块杉树皮小夹板和矫正垫超踝关节固定。平放在床上，使骨端供血改善，嘱患者下地扶杖患足不着地适当活动，加速血液循环。治以内服中药，处方：当归 10 克、白芍 12 克、牛膝 12 克、木瓜 12 克、骨碎补 15 克、杜仲 10 克、桃仁 10 克、泽兰 10 克、三棱 10 克、莪术

10 克、姜黄 10 克、三七 10 克、川芎 10 克、鸡血藤 20 克、黄芪 10 克、乌药 10 克、泽泻 15 克，每日 1 剂，连服 14 剂。14 天后开始在骨折端处外敷四虎膏，继续夹板外固定，3 天换药一次。再次治以内服中药，处方：当归 12 克、白芍 12 克、白术 10 克、骨碎补 15 克、川芎 10 克、熟地 12 克、续断 12 克、杜仲 10 克、党参 10 克、黄芪 10 克、桃仁 10 克、姜黄 12 克、三七 10 克、丹参 20 克、乌药 10 克、鸡血藤 20 克、木瓜 12 克，连服 14 剂，每日 1 剂。经入院治疗 7 周后，拍 X 光片复查：见骨折对位对线良好，有少量骨痂生长。故带药出院，嘱继续扶杖患足适当着地行走锻炼。出院 7 周后来院复查，X 光拍片显示，骨折对位对线良好，有大量骨痂生长，故解除外固定，患者弃杖行走。

半年后随访，患肢完全恢复正常，无不良反应。

## 四、左股骨上段并左胫骨上段粉碎性骨折

朱某豚，男，5 岁。湖北省罗田县平湖乡东冲畈村。1982 年 4 月 9 日入院。

【病史】患儿于六小时前被拖拉机压伤左下肢，当即疼痛哭闹不安，患肢不能活动。随后急送我院，经门诊拍 X 光片，以左股骨和胫骨粉碎骨折而收住院治疗。

【检查】左大腿和小腿肿胀、畸形，皮肤无破损，压痛点明显，可触及异常活动及骨擦音，足背动脉可扪及，感觉存在，足趾可活动。X 光拍片显示：左股骨上段粉碎性骨折，向外稍有成角移位畸形，左胫骨上段粉碎性骨折，骨片向内侧稍有移位。

【治疗】先将股骨骨折手法复位，矫正成角移位，然后用自制四块杉树皮小夹板固定，再将胫骨骨折移位骨片拨正，用内、外、后三块自制杉树皮长夹板固定，上至臀上，下至足踝（后、外侧夹板须超髋关节）。术后拍 X 光片显示：骨折对位对线良好。治以内服中药，处方：当归 6 克、赤芍 5 克、桃仁 5 克、三七 5 克、云苓 6 克、川芎 5 克、泽泻 8 克、续断 6 克、陈皮 5 克、丹皮 6 克、生地 6 克、牛膝 5 克。每日 1 剂，连服 10 天。复位固定 5 天后拍片复查，骨折仍对位对线良好，故患儿出院。

出院后 6 周来院拍 X 光片复查，骨折对位对线良好，有大量骨痂生长，故解除外固定，患儿可以下地行走锻炼。

## 五、左肱骨髁上骨折

张某军，男，14 岁。湖北省麻城市张家畈乡申家冲村。1982 年 4 月 15 日入院。

【病史】患者于 8 天前跌伤左肘部，当即疼痛活动受限，经当地某医院拍片诊断为"左肱骨髁上骨折"并予以复位固定，但对位不理想，故来院找笔者要求治疗。

【检查】一般情况较好，患肢血运及感觉尚好，手指能活动，左肘部肿胀，已作杉树皮夹板固定，拍 X 光片显示：左肱骨髁上骨折，侧位远端向后移位 1/2，并成角 15°畸形，正位对位对线较好。

【治疗】患者入院后，重新准备小夹板和矫正垫，先在左侧肩井、天宗、曲池、内关、外关、合谷等穴点穴拿筋，松解患处，然后用三人复位法，在两助手对抗牵引的同时，医者双拇指将远端由后用力向前推，拉前臂助手渐屈肘关节至 90° 位，畸形矫正后，小夹板固定。术后拍 X 光片复查，显示骨折经复位后对位对线良好。术后密切观察患肢血运情况，并以中药汤剂口服，活血化瘀，续筋接骨，每日 1 剂，经观察 3 天后，患者情况较好，故带药出院。6 周后来院复查，骨折对位对线良好，有大量骨痂生长，解除外固定，嘱加强功能锻炼。

半年后随访，患者一切正常，患肘关节活动自如，能参加正常体力劳动。

## 六、右肩关节周围炎（冻结期）

胡某真，男，48 岁。湖北省罗田县委组织部干部。1983 年 11 月 12 日就诊。

【病史】患者右肩痛已半年，活动受限逐渐加重，自觉右肩僵硬、怕冷，现右肩完全不能抬举，夜间疼痛加重，常常影响睡眠。经治疗无明显效果，患肩不能抬起。1 个月前有武汉教授来院会诊，准备在麻醉下徒手剥离松解粘连，患者未能接受治疗，因听说曾有一患者接受此治疗后，未过多久患肩再次发生粘连，病情无好转。故患者对此疗法失去信心。

【检查】右上肢下垂，患肩怕被人触碰，右肩肌肉轻度萎缩。患肩前、外、后均有压痛，右肩外展、外旋、背伸、高举均受限，肩关节呈僵硬状态，手指活动及其余功能正常。X 光拍片显示：右肩关节构成骨未发现异常。

【治疗】

1. 护理：肩关节护理非常重要，主要是护肩保暖。尤其是夜间，嘱患者自备肩关节棉护套，上至肩周围，下至肘关节上部，每晚睡前绑上，这对治疗效果起到很重要作用。

2. 治疗分三阶段进行。

第一阶段进行右肩臂推拿按摩，给予中药活血，温经通络、止痛，使肩关节周围粘连部分松解，经两周治疗后，患肩关节上举、外展、外旋、背伸功能恢复了1/4，而深部的关节囊、韧带等粘连尚未能松解，患肩仍疼痛。

第二阶段是剥离粘连，患者平卧，在肌间沟臂丛麻醉下，用轻柔手法，在保护肱骨外科颈不被折断的前提下，将患上肢上举、外展、外旋、背伸都达到正常功能位，施手法时可听到粘连被撕裂的响声，说明手法成功。当晚患者可有一定的疼痛感，给予芬必得一粒，备用。

第三阶段，要求患者每日坚持功能锻炼，每次锻炼肩关节上举、外展、外旋、背伸的功能要求达到麻醉下剥离粘连的活动范围，医者每日做手法推拿按摩一次，被动活动肩关节。内服中药，每日1剂，处方：当归10克、赤芍10克、泽泻15克、茯苓12克、三七10克、乳香10克、没药10克、僵蚕10克、地龙10克、丹参20克、姜黄12克、桃仁10克、伸筋草10克、鲜桑枝20克、续断12克、黄芪10克。剥离粘连后第3天，患者因疼痛功能锻炼难以达到正常活动范围，用曲安奈德注射液40毫克，利多卡因注射液4毫升，维生素B$_{12}$注射液500微克，做痛点注射。第三阶段经过20天治疗，患肩关节活动自如无疼痛感，嘱继续坚持功能锻炼，每晚护肩保暖。

两年后随访，患肩功能正常，无复发，无任何不适。

## 七、右股骨病理性骨折

王某某，男，12 岁。湖北省第二机床厂（时厂址在罗田县三里畈）。1986 年 4 月 17 日入院。

【病史】患者于一个半月前，因高烧伴右大腿肿痛而住进黄州某大医院治疗，经医院检查诊断为"右股骨急性血源性骨髓炎"，并进行了抗炎和"手术钻孔减压"治疗，经 1 个月治疗后，病情已得到控制，体温正常，患肢创口已愈合，肿痛已消除。但由于在活动时不小心，右大腿又出现疼痛和异常活动，经医院拍片确诊为：右股骨病理性骨折，医院医生认为治疗很困难，因为病理性骨折不能做手术内固定治疗。认为只有让其畸形愈合或截肢。因为家长不同意，故转来笔者医院（湖北省罗田县中医医院），要求笔者给予最好的治疗。

【检查】患者一般情况尚好，体温 37℃，右大腿肿胀疼痛，可触及异常活动及骨擦音，皮肤不红，足背动脉可摸及，足趾活动及感觉正常。右股骨拍 X 光片显示：右股骨中下 1/3 横形骨折，远端向后移位 2/3。骨密度减低。

【治疗】患者入院后立即行右胫骨结节骨牵引，并进行手法复位及小夹板固定，并嘱加强股四头肌收缩锻炼。床边拍片显示：右股骨中下 1/3 横行骨折，对位对线较好。同时内服中药，处方：当归 8 克、赤芍 10 克、蚤休 10 克、连翘 8 克、黄柏 6 克、地丁 8 克、穿山甲 6 克、生黄芪 10 克、三七 10 克、姜黄 10 克、天丁 15 克、大白 6 克。每日 1 剂，半个月后上方去黄柏、连翘，加骨碎补 10 克、防风 8 克。连服 10 剂，同时用西药补液抗炎治疗 7 天。经治疗 7 周后拍 X 光片复查，显示骨折仍对位线较好，有中量骨痂生长，骨密度基本正常。解除骨牵引，继续小夹板固定出院，并嘱继续再固定 4 周后自行解除夹板，扶杖下地活动做功能锻炼。

15 年后随访，患者一切正常，从未复发，并已成为退伍军人。

## 八、脑外伤（昏迷 15 天）

瞿某某，男，50 岁。湖北省罗田县骆驼坳镇。1987 年 4 月 10 日入院。

**【病史】** 患者在 8 天前站在别人驾驶的拖拉机上，因拖拉机不慎撞在了路边的树上，患者后仰倒在拖拉机铁板上，后脑受伤，当即昏迷不省人事，随后立即送往附近的罗田县骆驼坳镇卫生院急救，静推高渗葡萄糖等措施后患者清醒。患者要求回家，回家后大约过了 3 小时左右，患者再次出现昏迷，故立即送往罗田县骆驼坳镇卫生院住院治疗。经住院 8 天后患者仍未清醒，故转来罗田县万密斋医院（县中医院）要求笔者收住院治疗。

**【检查】** T 36.5℃，P 60 次每分钟，R 23 次每分钟，BP 130/70mmHg。

患者呈昏迷状态，双侧瞳孔等大等圆，对光反射稍迟钝，全身皮肤无黄染，浅表淋巴结不肿大，肝脾不肿大，腹软、腱反射弱、被动体位。头部 X 光拍片显示：未发现明显骨折征象（当年无 CT 检查）。

**【治疗】** 患者入院后立即用甘露醇、高渗葡萄糖等脱水剂，静脉补充液体及能量，补充水电解质，纠正酸碱平衡，进行导尿并每日记出入量。密切观察生命体征，实行特级护理。患者入院第 7 天瞳孔等大等圆，对光反射灵敏，眼球开始转动，手指可以作轻微活动，入院后第 8 天患者完全清醒，可以开口说话，并可以进食及翻身等活动。故停止输液。以中药调理之，清醒五日后，一切正常而出院。

3 个月后随访，患者无复发，已恢复体力劳动。

## 九、右髋关节先天性脱位

张某，男，4 岁。湖北省浠水县巴河镇枣岭村。1987 年 4 月 13 日就诊。

【病史】其父诉患儿自 3 岁走路时发现右脚跛行，经浠水县某医院和当地知名的骨科治疗无效。孩子一脚长一脚短，肌肉开始萎缩，走路很困难。经人介绍，找笔者求治。

【检查】患儿一般情况尚好，右下肢短缩两厘米，肌肉稍有萎缩，明显跛行，肌力基本正常，右侧股骨大转子稍上移。X 光骨盆平片显示：右侧申通氏线不连续，显示股骨头上移。

【治疗】采用手法复位及蛙式石膏固定。即患儿仰卧位，一助手固定骨盆，医者用反问号（？）式复位法将右髋股骨头复位，复位后测患侧下肢与健肢等长，说明复位成功。然后外展外旋屈髋屈膝 90°，健侧下肢伸直位作管形石膏裤固定。固定 2 个月后拆除石膏，测量双下肢等长，X 光拍片显示：右髋关节申通氏线连续。患儿行走无跛行。

6 年后随访无复发，行走正常。

## 十、左胫腓骨斜形骨折

陈某群，女，22岁。湖北省浠水县中药材公司。1990年3月8日入院。

【病史】患者于当晚8时许在露天广场看节目时，不慎被倒下来的篮球架子砸伤左小腿，当即感到剧烈疼痛不能活动，随后来我院住院治疗（时笔者因组织需要调至浠水县中医院）。

【检查】左小腿明显肿胀畸形，中上段压痛明显，可触及异常活动及骨擦音，足背动脉可扪及，足趾感觉及活动存在，X光拍片显示：左胫腓骨中、上段短斜形骨折，远端向外、向后移位并重叠0.5厘米。余无异常。

【治疗】患者入院后即行患肢跟骨骨牵引，牵引重量为9千克，对抗肌肉拉力，矫正骨折重叠移位，骨牵引24小时后，手法矫正侧方移位，并用5块小夹板固定，注意松紧合适，以免影响血运，牵引重量减至4.5千克，固定后行床头拍X光片，显示骨折对位对线良好，继而按中医辨证施治，内服中药，处方：生地12克、当归10克、赤芍10克、泽兰10克、土鳖虫10克、三七10克、乳香10克、没药10克、川牛膝12克、乌药10克、木瓜10克、泽泻15克、丹皮10克、云苓12克、续断12克。每日1剂，连服半月后，上方去乳香、没药、泽泻、生地，加炒白芍12克、骨碎补15克、伸筋草10克、鸡血藤20克、丹参20克。每日1剂，又连服半个月，经床头X光拍片复查，显示骨折对位对线良好，并有少量骨痂生长，故解除骨牵引，小夹板继续固定，出院后 1 个月来院复查。再次拍 X 光片显示骨折对位对线良好，有大量骨痂生长，解除夹板外固定，嘱下地加强功能锻炼。

2 个月后随访，患者完全恢复正常，行走自如。

## 十一、右肱骨下段横行骨折

刘某，男，12 岁。湖北省罗田县北丰乡李家坪村六组。1995 年 2 月 22 日入院。

【病史】患者于 3 天前不慎从高处跌下，右侧着地，当即右上肢疼痛活动受限，随后送往罗田县某医院住院治疗 3 天，经拍片诊断为"右肱骨下段骨折"，并在全麻下手法复位及夹板固定，术后拍 X 光片见骨折对位对线不理想，故来找笔者治疗。

【检查】右上臂下段明显肿胀，压痛点明显，可触及畸形及骨擦音，右桡动脉可扪及，手指活动及感觉正常。X 光拍片显示：右肱骨下段横行骨折，远折端向前完全移位。正位对位尚可，向外有少许成角。

【治疗】患者入院后重新准备杉树皮小夹板，当晚在无任何麻醉下进行徒手复位和小夹板固定，患者顿觉较前几天患肢轻松了许多。次日拍 X 光片复查显示：骨折对位对线良好。经观察 2 天，患者一般情况较好，患肢血运及感觉良好，故带中药出院，嘱出院后，注意夹板松紧度，并及时调整。见患者舌淡红，苔腻微黄，脉滑数，内服中药，处方：当归 8 克、赤芍 8 克、云苓 10 克、薏仁 10 克、苍术 8 克、佩兰 6 克、丹参 10 克、三七 6 克、泽泻 12 克、黄芩 6 克、连翘6克、川朴6克、山楂10克、甘草7克、姜黄8克，每日1剂，连服7天，7天后服伤科接骨片15天。40天后来院拍片复查：骨折对位对线良好，有大量骨痂生长。将外固定小夹板拆除，嘱患者加强功能锻炼。

## 十二、右侧臀部慢性化脓性感染

邵某仙，女，45岁。湖北省黄冈市交通物资公司。1995年5月1日就诊。

【病史】患者于20天前，因走路过多而引起右侧臀部疼痛，逐渐加重，活动受限，向右侧卧则疼痛加剧，吃过其他医生开的药（药名不详），无明显效果。

【检查】体温37℃，食欲稍减，二便正常，近期无肌注治疗史。稍跛行，右侧臀部肿胀，压痛点明显（肌注部位），可触及约7厘米×8厘米大的较硬包块，无波动感，局部稍红，略有热感，包块穿刺未抽出明显脓液，穿刺液化验检查，可见脓细胞。

【治疗】

一诊：用青霉素、氨苄、红霉素静脉注射5天，疗效甚微，肿块未消。

二诊（5月6日）：停用抗生素，改用中药内服外敷。处方：当归15克、赤芍20克、连翘15克、丹皮15克、姜黄15克、土茯苓15克、地丁20克、蒲公英15克、生龙牡各10克、郁金10克、陈皮15克、川牛膝15克、独活10克、甘草6克。5剂。每日1剂，煎2次，口服2次。第3次煎汁用毛巾浸药汁热敷患处。

三诊（5 月 12 日）：中药治疗 5 天后，疼痛大减，局部肿块已基本消除，继续上方 3 剂，方法同上，患者彻底痊愈。

1 年后随访，患者无复发。

## 十三、右股骨中段横形骨折

张某，男，20 岁。湖北省团风县上巴河镇车站村。1997 年 3 月 23 日入院。

【病史】患者于两天前骑摩托车不慎跌倒，摔伤右大腿，当即疼痛不能活动，随后被人送往黄州某医院住院治疗。经医院拍 X 光片确诊为：右股骨中段横形骨折。准备手术开放复位内固定治疗，由于患者经济困难和恐惧手术的原因，坚决不同意手术治疗，故出院找笔者治疗。

【检查】一般情况较好，右大腿明显肿胀、畸形、压痛，患肢不能活动，可触及异常活动及骨擦音，足趾感觉及活动尚可，X 光拍片显示：右股骨中段横形骨折，远端向后向内重叠移位两厘米。

【治疗】患者入院后，在局麻下进行右股骨髁上斯氏针骨牵引，患肢置勃朗氏架上，牵引重量为 9 千克，次日床边拍 X 光片显示：骨折重叠移位已拉开，但断端对位不理想，故行手法矫正，用四块杉树皮小夹板及矫正垫固定，然后拆除牵引弓，改用"自制固定牵引器"固定，固定后拍 X 光片复查，见对位对线良好（此固定器使用方法，笔者曾撰文在《北京中医》1998 年第 3 期杂志上发表）。患者提前下床扶双拐行走，配合内服活血化瘀，接骨续筋中药，每日 1

剂，连服 30 剂，拍 X 光片复查显示：骨折对位对线良好，有中量骨痂生长。嘱患者继续扶双拐下地锻炼，3 周后再次拍 X 光片：骨折仍对位对线良好，有大量骨痂生长，故解除夹板及固定器，嘱患者继续做功能锻炼。

半年后复查，患者早已恢复正常体力劳动，干木工活与伤前无异，活动自如。

## 十四、右胫腓骨粉碎骨折并跖骨骨折

王某志，男，47 岁。湖北省鄂州市汽车轮渡公司干部。1997 年 4 月 23 日入院。

【病史】患者于今日上午 11 时许，因骑摩托车不慎撞在路边花坛上，摔伤右小腿，当即疼痛难忍，活动受限，随后抬来我院住院治疗。

【检查】一般情况尚可，右小腿明显肿胀畸形，可触及异常活动及骨擦音，右足肿胀畸形，亦触及骨擦音。足背动脉可扪及，足趾活动及感觉存在，X 光拍片显示：右胫腓骨中下段粉碎性骨折，胫骨远端向外后侧移位 1 厘米，骨片错位，右足第二三四跖骨及三、四趾骨骨折。均有少许移位。

【治疗】患者入院后立即行右跟骨牵引，患肢置勃郎氏牵引架上，牵引重量为 6 千克，24 小时后，进行手法复位和杉树皮小夹板固定，右足跖骨骨折亦行手法复位及夹板固定。牵引重量减至 4 千克。固定后作床头拍片显示；骨折均对位对线较好。内服中药，每日 1 剂，分 2 次煎服。处方：法夏 10 克、苍术 10 克、佩兰 10 克、薏苡仁 15 克、川朴 10 克、茯苓 12 克、泽泻 15 克、车前仁 10 克、连翘 10 克、黄芩 10 克、姜黄 12 克、丹参 20 克、赤芍 10 克、元胡 12 克、山楂 10 克、甘草 4 克。嘱加强足背伸肌力锻炼。

上药连服 8 剂后，去法夏、苍术、佩兰、甘草、车前仁、连翘、黄芩，加当归 10 克、白芍 12 克、骨碎补 12 克、杜仲 12 克、牛膝 10 克、自然铜 12 克、木瓜 12 克、黄芪 10 克。每日 1 剂，每剂煎服两次，连服 15 剂，X 光拍片复查：见骨折对位对线较好，有少量骨痂生长。将牵引重量减轻至 3 千克维持重量，注意牵引体位角度和夹板绷带的松紧度，停服中药汤剂，改服"伤科接骨片"。

牵引复位固定 2 个月后，拍 X 光片复查，骨折处有中量骨痂生长，拆除牵引，让患者带夹板扶双拐下地锻炼，3 个月后患者弃杖行走，感觉良好。

半年后随访，患者行走正常。

## 十五、颈椎间盘突出症（脊髓型）

段某庆，女，42 岁。湖北省黄冈市黄州区战胜村九组。2000 年元月 19 日入院。

【病史】患者于 2 个月前逐渐开始出现左下肢无力，容易跌倒，患者以为是"风湿病"，继而逐渐加重，以致步履艰难，双足似踩在棉花上，扶拐杖才能勉强跛行，无其他不适。经黄冈市某医院神经内科医生作脑 CT 检查，未发现异常，无明确诊断结果，怀疑为"脑干病变"，经人介绍，找笔者就诊。

【检查】一般情况较好，颈 5、6 棘类旁有轻微压痛，四肢肌力减弱，尤以左侧为重，感觉稍减退，膝踝反射亢进，踝阵挛，巴彬斯基征阴性，经作颈椎 CT 检查显示，颈 4、5 颈 5、6 颈 6、7 椎间盘髓核明显向后突出，椎管变窄神经受压。

【治疗】由于病情较重，行动不方便，故收住院治疗。其方法：①绝对卧床，作颈颌带牵引，每天牵引 4 次，每次 2 小时，重量 4 千克。②每日上午针灸 1 次，下午推拿按摩 1 次，疏通经络，预防肌萎缩，恢复肌力，手法宜轻柔，勿使颈椎扭动。③中药活血通络，脱水消肿，强筋壮骨，解痉补肾。处方：当归 10 克、白芍 12 克、僵蚕 10 克、地龙 10 克、葛根 20 克、泽泻 15 克、猪苓 12 克、杜仲 12 克、骨碎补 12 克、牡蛎 12 克、牛膝 12 克、丹参 20 克、桃仁 10 克、赤芍 10 克、姜黄 12 克、车前仁 10 克、川芎 10 克、川朴 10 克、黄芪 10 克。每日 1 剂，连服半月后去猪苓、泽泻，加羌活 10 克、伸筋草 10 克，再连服半月，每日 1 剂。经 1 个月的治疗，患者肌力明显增强，感觉也基本恢复正常。停服中药，停止颈椎牵引和针灸，患者继续卧床，每日推拿按摩一次，指导患者每日在床上加强四肢肌力的训练。半月后，在颈托的保护下，医者协助患者逐渐下地活动，见患者可以不扶拐行走，故出院，嘱下地行走时间不宜过长，逐渐适应。

1 年后随访，患者已完全恢复正常劳动，无复发现象。

## 十六、胸 12 椎体压缩性粉碎性骨折

吴某平，男，32 岁。湖北省黄冈市黄州区陶店乡群力大队六小队。2004 年 3 月 25 日入院。

【病史】患者于前天上午因做泥工不慎，从 4 米高房屋

上掉下，臀部着地，当即腰背疼痛不能活动，随即由家人送往某医院住院治疗。其家属经人介绍来诉：患者大小便能自主排出，四肢活动尚正常，皮肤感觉无异常，经摄 CT 片诊断为"胸 12 椎体压缩性骨折"。医院准备手术治疗，需医疗费用 3 万余元，因患者及房东经济困难拿不出，病人也不愿手术治疗。故要求转院找笔者进行非手术治疗，遂收入院。

【检查】一般情况尚好，胸、腰椎接合处棘突明显后凸，压痛明显，胸腰活动受限，局部轻度肿胀，四肢活动正常，无感觉障碍，自带 CT 片显示，胸 12 椎体呈楔状压缩性粉碎性骨折，其椎体前缘压缩 2/3。

【治疗】患者入院后卧硬板床，采用人工徒手复位法，患者俯卧，两助手分别握持患者双侧肩部作反牵引，另四助手分别牵拉患者双下肢，医者站立患者一侧，双手掌根重叠按压在患棘突上，令助手相互配合，用力均匀，徐徐牵拉，并令拉双下肢助手，同时将患者双下肢渐渐向上抬起牵拉，使患者腰过伸。两分钟后，医者用力下压，助手用力牵拉（以患者能忍受为度）。复位后，医者和助手缓缓松手，将患者整体翻身仰卧，胸 12 椎棘突处垫一薄枕，复位完毕。

复位 3 天后，作简易牵引带牵引，重量每侧为 7 千克，每日两次，每次牵引 40 分钟。并用活血化瘀、宽中下气、接骨续筋中药内服，每日 1 剂，分两次煎服，连服 20 剂。

患者入院 10 天后开始做背伸肌五点支撑法锻炼，每日两次，循序渐进，牵引带牵 15 天后停止，住院期间，患者禁坐和下床。住院 30 天，患椎处疼痛感及压痛消失，一切正常，医疗费用为三千余元，患者高兴出院。嘱继续加强腰背伸肌力锻炼。

随访，3 个月后，患者来院复诊，功能已完全恢复，开始正常泥工体力劳动了。

## 十七、左足跟骨粉碎性骨折

凡某林，男，39 岁。湖北省黄冈市团风县上巴河镇西街。2004 年 4 月 16 日入院。

【病史】患者于今日上午 10 时许，不慎从约 5 米高处掉下，左足跟着地，当即左足跟肿痛，不能站立。经在其他医院拍 X 光片，诊断为"左跟骨粉碎性骨折"。医院准备收住院手术治疗，患者坚决不同意，并说："他有一同事和他同样的骨折，经手术治疗后，因伤口裂开，钢板外露，感染成骨髓炎而致残。"故转来我院找笔者，要求非手术治疗。

【检查】一般情况尚好，左足跟骨明显肿胀，跟骨腹部向外凸畸形，压痛明显，可触及骨擦音，足背动脉可扪及，足趾活动及感觉存在。摄 X 光片显示：左跟骨横形粉碎性骨折，骨折线通过关节面，关节面无明显移位，后跟部及结节向上移位，腹部向外凸，贝累氏角变小（10°）。

【治疗】患者入院后卧硬板床。先行手法复位，将向外凸侧方移位矫正。由于跟腱牵拉作用，跟骨结节部向下复位较困难，过度足跖屈位固定，易引起跟腱挛缩，日后功能恢复较困难，故在无菌条件下，靠近跟骨结节下处横穿一克氏针，置勃朗氏架上做跟骨牵引。重量为 5 千克。3 天后减至 3 千克，内服中药活血祛瘀、接骨续筋，牵引 1 个月再拆除牵引，改用侧方石膏夹板固定，观察 1 周后出院。出院 2 月患者来院复诊，拆除石膏固定，拍 X 光片示：骨折对位较好，贝累氏角恢复正常，有大量骨痂生长。嘱其扶杖加强锻炼。

半年后随访，患者已完全恢复正常体力劳动，继续做木工工作。

## 十八、右桡骨远端严重粉碎性骨折

熊某华，男，40 岁。湖北省黄冈市黄州区机械厂旁。2005 年 4 月 13 日就诊。

【病史】患者于前天（4 月 11 日）上午 9 时许，因修房时屋瓦漏而木断，不慎从约 4 米高房屋上掉下，右手掌着地，当即右腕肿痛、畸形不能活动。随后送往某医院就诊，经拍 X 光片诊断：右桡骨远端粉碎性骨折，移位严重，并决定手术治疗，经过谈话，医生说："不能保证痊愈。"故患者放弃手术而出院，找笔者就诊。

【检查】一般情况尚好。右腕呈餐叉样畸形，肿胀较严重，可触及明显骨擦音，手指可活动，感觉尚可，局部青紫，末梢循环尚可，桡动脉可扪及。自带 X 光片示：右桡骨远端粉碎性骨折，骨折线通过关节面，骨折远端向背桡侧移位 2/3，有一较长骨片，横卡在远近断端间，关节面不平整。

【治疗】我们采用手法复位及小夹板固定，在两助手对抗持续牵引 3 分钟情况下，医者站立患者一侧，先矫正侧方移位，将骨片顶平，再双拇指用力顶骨折远端背侧，加大向掌侧成角，使远、近端背侧骨皮质相接触，然后，医者双手食指托近端掌侧，骤然反折。在助手用维持力度牵引情况下，检查骨折端，见畸形消失，然后在相应部位放好矫正垫，用4块小夹板固定之，检查扎带，见松紧度合适，遂复拍X光片示：见骨折对位对线较好，关节面较平整。给予活血化瘀、接骨续筋中药内服，每日1剂，分2次煎服。连服10天。嘱患者两天后复诊，不适随诊。45天后拍X光片复查，见骨折对位对线较好。有中量骨痂生长，故解除外固定，嘱加强功能锻炼。

半年后随访，患者早已完全恢复正常工作，无任何不适。

## 十九、右胫腓骨粉碎性骨折内固定术后1个月化脓感染

周某，男，30岁。湖北省黄冈市黄州区东门路。2009年3月15日入院。

【病史】患者于1个月前在上班时不慎从高处跌伤右小腿，经武汉市某医院拍片确诊为"右胫腓骨粉碎性骨折"而住院行开放复位及钢板内固定治疗，伤口一期愈合而出院。自述近3天前因"感冒"发烧，吃了感冒药（药名不详），继而右小腿开始出现红肿热痛，故而找到笔者，收住院治疗。

【检查】体温38.9℃，血象较高，小腿前外侧红肿较严重，皮肤灼热，原手术切口处有波动感，并抽出脓血样液体约10毫升。X光拍片显示：右腓骨下段骨折，钢板内固定，对位对线好，右胫骨中段长斜形多块粉碎性骨折，约18厘米长钢板内固定，骨折对位对线尚好，周围软组织肿胀，无骨痂生长。

【治疗】入院后立即行阿奇霉素、头孢等抗生素静滴。

并且患处消毒后，在原手术切口处用血管钳轻轻一拨，即可见脓液流出，故每日用消毒凡士林纱条引流换药2次，伤口流出脓液较多，范围较大，凡胫骨钢板固定处都有脓液。因此，我院组织了一次病情讨论及会诊，大家认为骨折内固定发生化脓性感染后，必须取出内固定，否则会引流不畅钢板污染成致病源，最后导致骨髓炎，骨不连接而截肢，后果严重。但该患系粉碎性骨折，术后才1个月，骨折未愈，取出钢板后骨折会移位，也会出现骨髓炎和骨不连接。在陷于两难的情况下，于是，笔者将用于外科脓肿的"秘方"试一试；处方：生黄芪100克、天丁100克、猪蹄筋肉200克。先将黄芪、天丁用纱布白线包好，加猪蹄筋肉用砂罐煮汤，不加盐，肉熟即可吃肉喝汤，分2次服用，每日1剂。服药期间不用凡士林纱条引流，脓液自动流出，每日更换敷料两次，用双氧水和盐水清洗消毒伤口及无菌敷料敷盖即可。服药后流脓很多，体温逐渐正常，服药10天后血象也降至正常，脓液逐渐减少，肿胀渐消。服药半月，脓净伤口愈合患者出院。

半年后随访，患者伤口无复发，可以下地行走，X光拍片显示：骨折生长良好有大量骨痂生长，术后1年行钢板取出术，无再度感染，患者康复。

## 二十、右股骨转子间粉碎性骨折

熊某和，男，62岁。湖北省黄冈市毛纺厂。2009年8月19日就诊。

**【病史】**患者于3天前不慎被摩托车撞倒，当即右髋部疼痛，不能活动，随后被人送往黄冈市某医院拍片确诊为"右股转子间粉碎性骨折"，并收入住院准备手术治疗，由于患者及肇事方拿不出手术费用，再则，患者惧怕手术风险，故而找到了笔者，要求不"开刀"而又能治好他的骨折，且节约费用。

【检查】患者一般情况较好，右侧股骨大转子处压痛点明显，可触及骨擦音及异常活动，右足背动脉可摸及，足趾活动及感觉尚好。X光片显示：右股骨转子间粉碎性骨折，小转子一较大骨片稍有分离移位，骨折向外成角。

【治疗】采用家庭病房治疗方式。患者回到家里，卧硬板床，医者到患者家里为患者作胫骨结节骨牵引术。首先行手法复位，一助手固定骨盆，医者握住患肢小腿在外旋内收体位作手法牵引，然后外展内旋矫正成角及移位，恢复正常颈干角。按此体位将患肢放在勃郎氏牵引架上，由助手握住踝部维持牵引，在局麻及严格无菌操作下，行右胫骨结节穿一克氏针牵引术，牵引重量为6千克。医者每日查房一次，患者如有不适感就电话联系，医者随时出诊，并结合中药活血祛瘀，接骨续筋汤剂每日1剂，连服10剂，患者情况良好，无不适感，改牵引重量为4千克，医者每周查房两次，患者改用口服接骨丸。嘱患者加强足背伸、屈及股四头肌的功能锻炼，牵引固定3个月，患者一切良好，骨折处无压痛及叩击痛，解除牵引外固定，拍X光片显示，骨折对位对线较好，有大量骨痂生长，嘱患者扶杖下地行走锻炼。

半年后随访，患者行动自如，完全恢复正常。

## 二十一、左股骨头无菌性坏死

汪某杰，男，45 岁。湖北省浠水县竹瓦镇。2010 年 6 月 12 日就诊。

【病史】患者于 7 个月前开始觉左髋部疼痛不适，由于经常盘腿做事，逐渐加重，影响工作，卧床休息则疼痛减轻，活动则加重，逐渐跛行。曾在当地医生按"风湿"治疗未见明显好转，故而找笔者求治。

【检查】患者轻度跛行，左髋关节前、后间隙处压痛明显，被动屈髋轻度受限，"4"字试验阳性。左髋关节 CT 片显示：左股骨头多个囊性变，关节间隙变窄为缺血坏死征象。

【治疗】

一诊：①绝对卧床休息，皮牵引 3 个月。用简易皮肤牵引带，回家由家人帮助作间歇牵引。每天牵引时间不少于 20 小时，牵引重量为 2.5 千克。②内服中药，一诊舌淡红，苔白微厚，脉弦。处方：当归 10 克、赤芍 10 克、五加皮 12 克、木瓜 12 克、丹参 20 克、川芎 10 克、姜黄 12 克、僵蚕 12 克、桃仁 10 克、肉苁蓉 12 克、伸筋草 10 克、苍术 10 克、乌药 10 克、黄芪 12 克、薏仁 12 克、天丁 20 克。6 剂，每日 1 剂，分 2 次煎服。

二诊（6 月 18 日）：由家人代诊，患者一般情况较好，由于未下地活动，不感觉疼痛。处方：继续上方 6 剂。

三诊（6 月 26 日）：病情同前无不适，嘱患者继续皮牵引，不侧卧，嘱患者加强股四头肌和足背伸肌的收缩锻炼。

处方：当归 10 克、赤芍 10 克、五加皮 12 克、木瓜 12 克、丹参 20 克、川芎 10 克、姜黄 10 克、僵蚕 10 克、红花 8 克、桃仁 10 克、骨碎补 15 克、杜仲 12 克、伸筋草 10 克、川牛膝 10 克、乌药 10 克、穿山甲 8 克（打粉冲服）、黄芪 10 克、党参 10 克。10 剂，每日 1 剂。

四诊（7 月 8 日）：患者一般情况较好，无不适，继续上方 10 剂，服完后改服骨碎补丸和通络丸 1 个月，继续皮牵引及加强股四头肌和足背伸肌收缩锻炼。

五诊（9 月 15 日）：解除牵引，患者来院复查，见原压痛点消失，屈髋正常，"4"字试验阴性，再次 CT 片显示：左股骨头囊性变基本消失。嘱患者继续扶杖行走 3 个月。

两年后随访，患髋正常活动无复发。

## 二十二、左膝关节外伤性慢性渗出性滑膜炎

张某，女，18 岁。湖北省罗田县凤山镇。2014 年 1 月 23 日就诊。

【病史】患者于 11 个月前骑自行车不慎跌伤左膝关节，当即疼痛肿胀活动受限。经当地医生治疗半月后好转，可以行走活动。但过不了多久，患膝又肿起来了，经当地医院医生抽水并打封闭针（药名不详），基本正常了，但过一段时间又肿起来了，这样反反复复总不能痊愈。后经人介绍找笔者就诊。

【检查】一般情况较好，左膝关节肿胀，皮肤不红，无明显压痛，左膝关节腔内可抽出淡黄色液体。X 光拍片显示：左膝关节腔内积液，其他未发现明显异常。

**【治疗】**

一诊：①将关节腔内积液抽尽，约抽出 30 毫升积液。②关节腔内注射曲安奈德 40 毫克，利多卡因 3 毫升，维生素 B$_{12}$ 针剂 500 微克。③石膏夹板超膝关节外固定，内服中药，处方：当归 10 克、白芍 12 克、赤芍 10 克、泽泻 15 克、茯苓 12 克、川芎 10 克、姜黄 10 克、川牛膝 10 克、僵蚕 10 克、桃仁 10 克、防己 12 克、丹参 20 克、伸筋草 10 克、乌药 10 克、黄芪 10 克。每日 1 剂，分 2 次煎服，连服 10 日。

二诊（2 月 3 日）：患者一般情况较好，按一诊关节腔内注射药物继续注射 1 次，继续石膏夹板外固定，此次关节腔内只抽出 10 毫升积液。继续服上方中药 10 剂。

三诊（3 月 30 日）：已固定 2 个月余，拆除石膏固定，见肿胀完全消除，嘱加强股四头肌力锻炼及逐渐做患膝关节功能锻炼。

1 年后随访，患膝关节功能完全恢复正常无复发。

## 二十三、腰椎间盘突出症并左侧坐骨神经痛

刘某林，男，73 岁。湖北省黄冈市妇女儿童医院退休干部。2014 年 7 月 2 日就诊。

**【病史】**患者于 6 周前，因不慎扭伤腰痛，继而逐渐出现左侧臀部及左下肢串痛，左足有麻木感，经在黄州某医院作 CT 检查，诊断为"腰椎间盘突出症"，并住院治疗 20 多天后略有好转，但行走仍有疼痛难忍，卧床则减轻，翻身则痛，后在某个体诊所作针灸、火罐、推拿治疗多次，亦不见好转，患者甚是痛苦，故来找笔者求治。

【检查】一般情况较好，腰4、5左旁压痛明显，沿坐骨神经有放射痛感，环跳、承扶、委中、承山穴均有压痛，左侧直腿抬高试验阳性，左足背伸肌力稍减弱，CT片显示：腰4、5、腰5骶1椎间盘髓核向左侧突出，腰1~5椎体有不同程度骨质增生，椎管狭窄，硬膜囊受压。

【治疗】

一诊：嘱患者绝对卧硬板床休息。口服中药，观其舌质微红而胖，边有齿印，苔厚微黄而腻，脉濡滑。治以芳香化湿、利水通经中药内服，处方：法夏10克、苍术12克、佩兰10克、薏仁15克、茯苓12克、滑石15克、杏仁10克、泽泻15克、车前仁10克、僵蚕10克、丹参20克、姜黄12克、赤芍10克、川朴10克、防己12克、甘草4克，每日1剂，分两次煎服，连服10天。

二诊：翻身疼痛较前减轻，卧床基本不痛，舌淡红，苔微腻，脉滑，治以活血通经、解痉通络，处方：当归10克、白芍10克、僵蚕10克、地龙10克、蜈蚣2条、泽泻15克、川芎10克、丹参20克、杜仲10克、狗脊12克、元胡12克、桃仁10克、红花10克、没药10克、木瓜12克、牛膝10克、伸筋草10克、鸡血藤20克、川朴10克、黄芪10克，每日1剂，分两次煎服，连服15天，患者已基本不痛，患肢麻木感消失，抬腿试验阴性。嘱仰卧作腰背肌锻炼，要循序渐进，持之以恒。卧床锻炼10天后，间断下地行走活动。患者逐渐恢复健康，行走活动自如，嘱坚持做腰背肌锻炼。

两年后随访，患者无复发。

## 二十四、腰椎间盘突出症

董某发，男，63 岁。湖北省浠水县马垅镇。2014 年 7 月 1 日就诊。

【病史】患者半月前感到腰痛不适，没有在意，继续从事体力劳动，后逐渐加重，伴左下肢疼痛麻木，走路跛行，不能劳动，卧床休息则疼痛减轻。经在当地医院治疗未见明显效果，生活难以自理。

【检查】一般情况较好，腰部僵硬，腰 5 骶 1 左旁压痛明显，有明显放射痛，右旁轻度压痛，左侧环跳、殷门、承扶、委中、承山等穴均有压痛，左足背伸肌力稍减弱，腰椎 CT 片显示：腰 4、5 和腰 5 骶 1 椎间盘突出，腰 1 至 5 椎体前缘均有不同程度的骨质增生，腰椎生理曲度变直。

【治疗】观其舌淡红，苔薄白，脉弦，治以单纯内服中药，处方：当归 10 克、白芍 12 克、僵蚕 10 克、地龙 10 克、葛根 20 克、泽泻 15 克、茯苓 12 克、防己 10 克、乌药 10 克、丹参 20 克、车前仁 10 克、姜黄 10 克、续断 12 克、川芎 10 克、鸡血藤 20 克、伸筋草 10 克、泽兰 10 克、桃仁 10 克、黄芪 10 克，每日 1 剂，分两次煎服。服完 10 剂后，患者腰腿基本不痛，行走自如，嘱其加强腰背肌锻炼。

半年后电话随访，患者无复发，能正常体力劳动。

## 二十五、尾骨挫伤

王某海，男，76岁。湖北省黄冈市黄州区原种场。2015年7月15日就诊。

【病史】患者于1周前因不慎挫伤尾骨部，当即疼痛，活动则加重，坐卧行走不便，经贴膏药未见好转。

【检查】一般情况尚好，患者怕坐，行动缓慢，活动则尾骨部疼痛加重。尾骨部压痛明显，无明显畸形。X光拍片显示：尾骨未发现明显异常现象。

【治疗】

一诊：口服通络丸1周，外贴活血跌打膏药。

二诊：服上药疼痛无明显减轻，改用由肛门内将尾骨向外作复位手法，纠正尾骨关节微小错缝，当即疼痛减轻。见舌淡红，苔厚腻而黄，脉滑，内服芳香化湿、清热通经中药，处方：苍术10克、佩兰10克、草蔻仁10克、连翘10克、防己10克、茯苓12克、滑石15克、泽泻12克、姜黄10克、丹参15克、薏仁12克、赤芍10克、川朴10克、杏仁10克、法夏8克、僵蚕10克、甘草5克，每日1剂，分两次煎服，连服7天。疼痛全消，坐卧行动自如。

## 二十六、腰椎间盘突出症伴左侧坐骨神经痛

许某奎，男，50岁。湖北省武汉市某私营制衣厂厂长。2016年5月16日就诊。

【病史】患者1个月前开始腰痛伴左下肢后侧疼痛，在

武汉市某医院治疗，经静脉滴注和吃中药、针灸、按摩等治疗多次，略有好转。站立和坐时仍疼痛难受。卧床时则疼痛稍有减轻，弯腰时则疼痛加重，伴左足麻木，行走时间较长时则麻木加重，遇冷和饮酒后则疼痛麻木亦加重。

【检查】一般情况较好，患者表情痛苦，跛行，坐立不安，腰4、5和腰5骶1左旁压痛明显，并沿坐骨神经有放射痛感，左直腿抬高试验阳性，右侧正常，左侧足背伸肌力减弱，生理反射正常。腰椎CT拍片：腰3、4椎间盘膨出，腰4、5和腰5骶1椎间盘突出，腰2至腰5椎体前、后缘均呈不同程度骨质增生，腰椎生理曲度变直。

【治疗】

一诊（5月16日）：患者舌淡红有瘀点，舌苔白腻，脉弦涩。治以单纯内服中药，处方：当归10克、苍术10克、茯苓12克、白芍12克、薏仁15克、木瓜12克、僵蚕10克、地龙10克、大蜈蚣2条、桃仁10克、川芎10克、姜黄12克、丹参20克、泽兰10克、泽泻15克、车前仁10克、川朴10克、伸筋草10克、甘草5克，10剂。每日1剂，分2次煎服。嘱其忌饮酒及辛辣食物，注意多卧床休息。

二诊（5月26日）：患者服药后，腰腿疼痛麻木大减，行走较以前轻松，但饮酒后症状有所加重，患者自感疗效满意，要求继续内服中药治疗，处方：当归10克、苍术10克、茯苓12克、白芍12克、薏仁15克、木瓜12克、僵蚕12克、地龙12克、蜈蚣3条、桃仁10克、川芎10克、姜黄12克、丹参30克、泽兰10克、泽泻15克、车前仁10克、川朴10克、伸筋草10克、甘草5克。15剂，每日1剂，分2次煎服。2个月后电话随访，患者症状全部消失，行动自如，酒后亦无复发。

## 二十七、腰椎间盘突出症

童某花，女，67 岁。湖北省黄冈市黄州区红卫村。2016 年 8 月 20 日就诊。

【病史】患者腰痛 6 年，伴左下肢间歇性串痛 3 年。6 年前因搬物不慎扭伤腰部，当时腰痛活动受限，休息后好转，活动后加重，5 个月后疼痛向左下肢放散，咳嗽、大便时加重，经黄冈市某医院诊断为"腰 3、4 和腰 4、5 腰椎间盘突出症"，经卧床休息、针灸、封闭、理疗等，效果不佳，症状时轻时重。近 10 天因劳累症状日渐严重，行动困难，生活不能自理，故来找笔者就诊。

【检查】腰部向左侧弯曲，腰 4、5 和腰 5 骶 1 左旁压痛明显，环跳、承扶、委中、承山等穴均有压痛，仰卧挺腹试验呈阳性，直腿抬高试验右 60°，左 20°，左下肢外侧皮肤痛觉减退，足背伸肌力稍有减弱，跟腱反射稍弱。CT 片显示：腰 4、5 和腰 5 骶 1 椎间盘突出，硬膜囊受压，腰 4、腰 5 椎体后缘呈唇样增生，黄韧带增生变厚，生理曲度变直。

【治疗】

一诊：患者舌淡红微暗有瘀点，苔微厚腻微黄，脉弦而稍滞。内服中药，处方：法夏 10 克、苍术 10 克、佩兰 10 克、连翘 10 克、黄芩 10 克、泽泻 15 克、车前仁 10 克、地龙 10 克、防己 10 克、薏仁 15 克、茯苓 12 克、丹参 20 克、姜黄 12 克、赤芍 10 克、川朴 10 克、伸筋草 10 克、甘草 5 克，7 剂，每日 1 剂，分 2 次煎服。外用手法推拿并斜扳复位椎间盘及药物热熨疗法 1 小时。每日 1 次，七次为一疗程。

二诊（8 月 28 日）：患者腰腿疼痛大减，走路比前几天轻松多了，左、右足背伸肌力相等，左小腿外侧皮肤麻木也有所减轻，但弯腰时左下肢仍有牵扯疼痛。苔薄白，脉微弦，继续中药内服，处方：当归 10 克、白芍 12 克、僵蚕 10 克、地龙 10 克、泽泻 15 克、车前仁 10 克、丹参 20 克、姜黄 15 克、桃仁 10 克、川芎 10 克、泽兰 10 克、伸筋草 10 克、川朴 10 克、鸡血藤 20 克、杜仲 12 克、大云 10 克、黄芪 10 克。7 剂，每日 1 剂，分两次煎服。外用推拿及药物热熨疗法 1 小时，每日 1 次，共 5 次。患者已基本痊愈，腰腿不痛，行走自如，嘱其加强腰背肌锻炼，每日两次。

半年后随访，患者完全恢复正常，无复发。

# 参考文献

［1］ 天津医院骨科. 临床骨科学（一）创伤［M］. 北京：人民卫生出版社，1973.

［2］ 沈阳医学院. 实用手术学·矫形外科分册［M］. 沈阳：辽宁人民出版社，1975.

［3］ 江苏新医学院主编. 针灸学［M］. 上海：上海人民出版社，1975.

［4］ 林如高口述；张安桢，林子顺整理. 林如高正骨经验［M］. 福州：福建人民出版社，1978.

［5］ （清）赵廷海辑. 救伤秘旨［M］.（明）异远真人. 跌损妙方［M］. 上海：上海科学技术出版社，1982.

［6］ 杨克勤主编. 骨科手册［M］. 上海：上海科学技术出版社，1983.

［7］ 丁继华，单文钵. 中医骨伤科荟萃［M］. 北京：中医古籍出版社，1986.

［8］ 周善民主编；诸方受主审. 中医伤科学［M］. 南京：江苏科学技术出版社，1992.

［9］ 蒋位庄，王和鸣主编. 中医骨病科［M］. 北京：人民卫生出版社，1993.

［10］ 周善民主编；诸方受主审. 中医伤科学［M］南京：江苏科学技术出版社，1997.

# 后　记

屈指算来，从最初动笔本书起，眨眼之间，不觉有 10 年了。那时，我还在工作岗位上。有同仁劝我，应该把多年临床积累的经验写出来。对自己，从事了一辈子骨伤专业，是个交待；对同仁，深入了解骨伤专业，可资借鉴；对社会，奉献一份临床资料，也是贡献。我思考再三，觉得此话有道理，终于开始动笔。可写了两章文字后，因诸事相缠而放下了。退休后，临床事务虽少了些，但诸事相扰，写了几节文字后，又放下了。近几年，杂事渐少，心境渐静，同仁又劝我，趁身体状况尚佳时，要赶快将没做完的事做完，了却平生之愿。遂又提笔，在同仁的一再催促和帮助下，终于完成了最后的文字。

回首平生，我行医、教学四十余载，抚心自省，深觉感恩之处甚多。初入医门，学医 3 年，承蒙诸师悉心传授，让我一介农家弟子，不仅懂得了深奥的中医学理论，掌握了中医临床技术，还懂得了西医学基础知识和西医临床技能。

至今回想起来，我深感幸运。我行医数十年，全赖于拥有扎实的中西医基础理论。而这扎实的基础，又得益于当年诸师的严格教育。当年授课老师，既是名师，也是名医，让我至今难以忘怀，他们是：妇科专家刘培高先生，授我《妇科学》；苏忠德、杨略三、熊传海、卢长华（班主任），授我中医学、中药学课；麦秉民先生，既是我的骨科授课老师，后来又是我的骨科带教恩师；叶幼咏先生授我中西医结合课，张国强先生授我《解剖生理学》。

医药学校毕业后，初被分配到黄冈地区卫生防疫站工作，我感到很高兴。我终于可以利用自己的医学知识，为社会服务了。但不久，我被老校长刘培高先生（当时是教务科长）接回了学校。他要我留校，一边在学校附属医院从事骨伤科临床医疗工作，一边在校担任骨伤科教学。那时工作，一切听从上级安排，服从组织需要。我觉得，这是组织对我的信任，所以工作有信心，热情也很高。不久，我便被学校送到仙桃市中医院进修。临走时，校长刘培高先生对我语重心长地说：“仙桃中医院郭国彪医师，是鄂豫有名的中医接骨大师，你拜他为师，一定要虚心刻苦，一定要学好他的技术，还要特别注重学习他的私人手抄本临床记录。”我记住了校长的教诲，我更知道自己肩上的责任。到了仙桃中医院后，我得到了郭先生的悉心传授。他医德高尚，技术精湛，深受人们敬重。凡我接触到的医院职工，只要一提起郭师，无不肃然起敬。郭先生时已年迈，但他仍然每日接诊 70 多名患者。我也因此得到了很多临证学习机会。白天我随他临诊，晚上在先生的悉心指导下，钻研骨伤科理论。生活上，先生对我关怀备至，但在临床中，先生对我的要求却非常严格，几乎不放过每一个细小环节。他说：“治疗骨伤病人，稍不小心，就会给病人留下终生遗憾。骨伤医生的双手，是一双特别的手，一定要特别细心小心，不能有半点分心和粗心。”我记住了先生的叮嘱。学满 1 年，拜别先生时，先生对我又重复了这句教诲。在随先生跟诊学习期间，先生想把平生临证经验整理出来，正好我有充足时间，于是协助先生进行整理。大多情况下，先生口述，我记录，最后由先生审定。这个难得的机会，让我对先生的学术思想和临证技术有了更深入的了解，我也从中学到了许多知识。

返校后的两年中，我用先生所授医术，在临床工作中解决了不少疑难病症，尤其是在骨折治疗后期康复中，取得了很好疗效，获得了患者好评。但在临床工作中，我也遇到了不少单纯中医骨伤科技术所不能解决的问题。有一次，门诊来了一位胫腓骨双骨折的患者。锐利的骨折断端将皮肤穿破，骨断端在搬运中已自动回缩，伤口渗血不止。我们将其手法复位后，但无法止血，伤口无法处理。后转至附近医院外科。在刘培高校长的支持下，我们随病人前往观摩学习，目睹外科医生很轻松地处理完伤口并止血。此次后，我发誓要学好骨外科这门技术。因此，在刘培高校长的亲自安排下，1978 年，我去山东文登整骨医院进修学习 1 年余。

这所整骨医院荟萃了不少骨科名医，手术病人也很多。院长朱惠芳、骨科主任王菊芬，都是骨科名家。我有幸成为二位先生的学生，而谭远超先生则是我的临床直接指导老师。在该院学习的内容，有开放手术接骨、陈旧骨折和小儿麻痹症后遗症手术矫形及手法复位小夹板固定。正因为得到诸位老师的悉心教导，1979 年，我以黄冈地区中医骨伤科考试第一名的成绩晋升为医师。这当然是诸位良师辛苦培养的结果。

山东文登整骨医院学习结束后，我受益匪浅，在临床中解决了很多中医骨伤科所解决不了的疑难病。文登整骨医院最大的特点是：不但骨科手术团队力量很强，而且中医骨伤科手法复位的技术力量也很强。他们是完全按照全国著名的骨科老教授尚天裕先生早年所倡导的"骨科必须要走中西医结合的道路"的临床思想去对待每一位病人，严格把握好手术适应症一关，能用手法解决问题的骨折脱位，坚决不做手术。这使我深受教益。因为，中医骨科有四大优点：方法简单，患者痛苦小，愈合快，医疗费用少。这些都深受患者的欢迎。

　　笔者理解的中西医结合，不单要求医生掌握中、西医两门技术就可以，而是在选择中医、西医或中西医结合治疗方案时，首要考虑如何能让患者得到最好的治疗效果。本书中40余例病案记录，都说明了这一问题，祈望同道们有所领悟。在本书付梓之际，我忘不了昔日所有传我知识、授我技术的先生的亲切教诲。可以说，本书大部分内容，是诸位先生昔日教导的结晶。书中所述，虽于文面未见诸师之名，然所述内容，或骨伤理论的阐述，或临证手术的描述，或治疗方药的记述，皆得益于昔日诸师的传授与教诲，诚非我之得也。也正因如此，借此机会，由衷感谢诸位良师的谆谆教诲和悉心传授。

　　本书能够顺利付梓，不少领导给予了关怀和无私支持。黄冈市中医药学会领导夏春明会长不仅对本书的出版给予了热情指导，还在资金上提供了大力支持。在本书的编写过程中，我的不少亲戚朋友也倾注了许多心血。妻子汪爱萍跟随我临证多年，为本书病案记录提供了很多资料。胞弟张保庭是骨伤科医生，对本书的撰写和审校做了不少工作。罗田县人民医院骨科主任瞿新丛先生，是我的同仁，对本书全稿进行了细心审阅，并提出了宝贵的修改意见。黄冈职业技术学院医药学院 2014 级中医班全体学生，为本书部分文稿录入给予了无私帮助。其中梁晋豪（班长）、秦维、毛纤，还有 2015 级中医班学生严家俊同学，他们均为文稿的录入和校对做了细致工作。在此，一并表示由衷的感谢。

另外，我还要特别感谢南东求教授。南教授是我多年挚友。他为人正直，德高望重，既是学识渊博的教授，也是妙笔生花的作家，现执教于黄冈职业技术学院医药学院。他不仅是黄冈市作家协会副主席，而且也是国内知名诗刊《东坡赤壁诗词》杂志主编，还曾任学术期刊《黄冈职业技术学院学报》副主编。他长期从事中医基础理论教学和中医文献研究工作，有丰富的写作经验。承蒙南教授百忙中为本书撰写序言和传略，还为本书的审订、修改、出版等诸事做了大量工作。在此，表示我衷心的感谢和敬佩之情。

最后，在本书出版和印刷过程中，责任编辑付国英对全书的审阅和校对，付出了辛勤劳动。印刷工人们为本书出版辛苦劳作。在此一并表示谢忱。

由于本人才疏学浅，本书难免出现错误，希望广大读者提出宝贵意见。他年若能再版，定当备以修正。

张干庭
2019 年 12 月 6 日